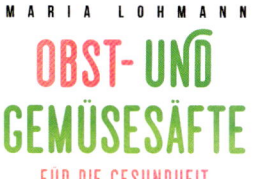

MARIA LOHMANN

OBST- UND GEMÜSESÄFTE

FÜR DIE GESUNDHEIT

MARIA LOHMANN

OBST- UND GEMÜSESÄFTE
FÜR DIE GESUNDHEIT

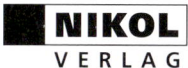

Impressum

Wichtiger Hinweis

Die im Buch veröffentlichten Ratschläge wurden mit größter Sorgfalt vom Verfasser und Verlag erarbeitet und geprüft. Eine Garantie kann jedoch nicht übernommen werden. Ebenso ist die Haftung des Verfassers bzw. des Verlages und seiner Beauftragten für Personen-, Sach- und Vermögensschäden ausgeschlossen.

Bildnachweis:
S. 12: Elena Veselova/Shutterstock; S. 17: Morinka/Shutterstock; S. 27: Boumen Japet/Shutterstock; S. 28: Africa Studio/Shutterstock; S. 39: DenisMArt/Shutterstock; S. 40, 50, 60, 68, 74, 102: Foxys Forest Manufacture/Shutterstock; S. 45: Irina Rostokina/Shutterstock; S. 49: Jag_cz/Shutterstock; S. 53: Val_R/Shutterstock; S. 64: Tamara Obodieieva/Shutterstock; S. 89: puhhha/Shutterstock; S. 106: Alexander Raths/Shutterstock; S. 125: Luna Vandoorne/Shutterstock; S. 126: wasanajai/Shutterstock

© 2020 Nikol Verlagsgesellschaft mbH & Co. KG, Hamburg

Alle Rechte vorbehalten. Nachdruck, auch auszugsweise, sowie Verbreitung durch Bild, Funk, Fernsehen und Internet, durch fotomechanische Wiedergabe, Tonträger und Datenverarbeitungssysteme jeder Art nur mit schriftlicher Genehmigung des Verlages.
All rights reserved.

Satz & Layout: Röser MEDIA GmbH & Co. KG, Karlsruhe
Umschlaggestaltung: Nele Schütz Design unter Verwendung
von Elena Veselova/Shutterstock
Druck: UAB BALTO print
Printed in Lithuania
ISBN: 978-3-86820-550-3

Besuchen Sie uns im Internet:
www.nikol-verlag.de

Inhalt

Vorwort 9

Säfte – natürliche Heilmittel 13

Verschlackung und Übersäuerung des Stoffwechsels 14
Der Säure-Basen-Haushalt 14
Heilwirkung von basischen Säften 14
Kleine Saftkunde 15
Was ist beim Einkauf zu beachten? 15
Nahrungsmittel, die den Säure-Basen-Haushalt beeinflussen 16
Tipps für den Umgang mit Obst und Gemüse 16
Die wertvollen Inhaltsstoffe von Obst und Gemüse 17
Frisch gepresst oder fertig gekauft? 18
Saft, Nektar oder Fruchtsaftgetränk 19
Wie viel Saft ist gesundheitsfördernd? 21
Die Küchenausrüstung 22
Saftpressen, Zentrifugen, Mixer & Co. 22
Die Wahl des richtigen Geräts 22
Entsaften von Beeren 23
Entsafter – welches Modell? 23
Was ist beim Entsaften zu beachten? 25

Heilsame Inhaltsstoffe 29

Mineralstoffe und Spurenelemente 30
Die Vitamine im Überblick 31
Sekundäre Pflanzenstoffe 35
Pflanzenschutzstoffe als Waffe gegen Krebs? 35
Die Farbe von Obst und Gemüse in der chinesischen Medizin 37
Ihr persönlicher Vitamin-Check-up 38

Das Früchte-Lexikon 41

Ananas – hilft bei Entzündungen 42
Äpfel – die Entgifter 42
Aprikosen – verwöhnen die Haut 42
Bananen – die Sportlernahrung 42
Birnen – reich an B-Vitaminen 43
Feige – die süßeste Frucht 43
Grapefruit – der Allroundheiler 43
Holunder – der Blutbildner 44
Johannisbeeren – gegen Rheuma und Gicht 44
Kirsche – gegen Cellulite 44

Kiwi – massenhaft Vitamin C 44
Limonen (Limetten) – sauer macht gesund 45
Mango – der Vitamin-A-Spender 45
Melonen (Wassermelonen) – das Fastenobst 46
Nektarine – reichlich Mineralstoffe 46
Orangen – die Vitaminklassiker 46
Papaya – der milde Heiler 46
Pfirsich – schmackhafte Mineralien 47
Pflaume – Power für die Verdauung 47
Preiselbeeren – die kleinen Entgifter 47
Sanddorn – Hilfe bei Abwehrschwäche 48
Schlehdorn – eine Wohltat für den Darm 48
Weintrauben – die Nahrung der Götter 48
Zitronen – die Allroundfrüchte 48

Das Gemüse-Lexikon 51
Artischocke – weckt Begehren 52
Fenchel – mit wertvollen ätherischen Ölen 52
Gurke – zur basischen Entschlackung 52
Karotte (Möhre) – das sanfte Schönheitsmittel 53
Kartoffel – die tolle Knolle 53
Knoblauch – schützt Gefäße 54
Kohl (Weißkohl) – mit dem Anti-Ulkus-Faktor 54
Paprika – die Vitamin C-Bombe 55
Rettich – stärkt Leber und Galle 55
Rote Bete – der Blutsaft 55
Sauerkraut – eine Wohltat für den Darm 56
Fermentieren: Sauerkraut einfach selbst gemacht 57
Sellerie – nicht nur der Liebe wegen 57
Spargel – aphrodisische Nebenwirkungen 58
Spinat – kräftigt das Blut 58
Tomate – der Saftklassiker 59
Zucchini – der basische Allrounder 59
Zwiebel – gut für Herz und Gefäße 59

Das Lexikon der Wildkräuter- und Wildgemüse 61
Baldrian – vertreibt Nervosität 62
Bärlauch – der Waldknoblauch 62
Birke – aktiviert den Stoffwechsel 62
Die Brennnessel – das gesunde Wildkraut 62
Brunnenkresse – der Jodlieferant 63
Johanniskraut – das Sonnenkraut 63
Kamille – die bekannte Heilpflanze 63

    Löwenzahn – der Universalentgifter 64
    Melisse (Zitronenmelisse) – in jedem Klostergarten zu finden........................65
    Sauerampfer – eine Delikatesse 65
    Schafgarbe – krampflösende Eigenschaften..65
    Spitzwegerich – befreit von Husten 66
    Weißdorn – stärkt das Herz..66
    Stoffwechselkuren mit Löwenzahn & Co. 67

Kleine Gewürz- und Kräuterkunde 69
    Anis – bereits im alten Ägypten hoch geschätzt 70
    Cayennepfeffer – heizt den Stoffwechsel an..70
    Dill – „Katermittel" der Römer..70
    Estragon – ein vornehmes Kraut..70
    Galgant – aus der Klostermedizin der Hildegard von Bingen 70
    Ingwer – die Kraft der asiatischen Wurzel 71
    Ingwer in der chinesischen Heilkunst..71
    Kurkuma – das goldene Gewürz 71
    Meerrettich – wichtige Entgiftungsenzyme...71
    Minze – mit wertvollen ätherischen Ölen 72
    Petersilie – die basische Vitamin- und Mineralstoffbombe 72
    Rosmarin – mit anregenden Bitterstoffen..72
    Schnittlauch – erster Basenspender des Jahres 72
    Vanille – die Königin der Gewürze 72
    Wermut (Absinth) – kräftigt und belebt den Organismus................................73
    Zimt – desinfizierend und stärkend 73

Heilsäfte für alle Beschwerden 75
    Abszess..76
    Akne 76
    Ängstliche Verstimmung 76
    Arteriosklerose 77
    Atemwegserkrankungen 77
    Augen, überanstrengte 78
    Bauchspeicheldrüse 78
    Blähungen...79
    Blasenbeschwerden 80
    Blutdruck, hoher (Hypertonie)..80
    Blutdruck, niedriger (Hypotonie) 81
    Blutreinigung 82
    Bronchitis..82
    Cellulite...82
    Cholesterin, erhöhtes...83
    Darmstörungen und Darmreinigung...83

Durchfall	84
Eisenmangel	85
Ekzeme	85
Erkältungen (grippaler Infekt)	85
Anti-Grippe-Mix	85
Fieber	86
Frühjahrsmüdigkeit	86
Fußpilz	87
Gallenleiden	88
Gelenkbeschwerden	88
Gicht	88
Gürtelrose	89
Halsschmerzen	90
Harnwegsentzündungen, chronische	90
Hauterkrankungen	90
Herzbeschwerden, nervöse	91
Herz-Kreislauf-Beschwerden	91
Infektanfälligkeit	92
Insektenstiche	92
Jodmangel	92
Kopfschmerzen und Migräne	92
Krebs (Tumorerkrankungen)	93
Leber-Gallen-Leiden	94
Leber-Galle-Störungen erkennen	94
Magen-Darm-Störungen	94
Mundgeruch	94
Mundschleimhautentzündung	95
Nervosität	95
Nierenfunktionsstörungen	96
Reizmagen/Magenschleimhautentzündung (Gastritis)	96
Rheuma, rheumatische Beschwerden	97
Schlafstörungen	97
Schluckauf	98
Schnupfen	98
Schuppen	98
Schuppenflechte (Psoriasis)	98
Sodbrennen	98
Übergewicht	99
Verdauungsschwäche	99
Verstimmung, depressive	99
Verstopfung	100
Warzen	101
Wetterfühligkeit	101

Wurmkrankheiten 101
Zahnfleischbluten 101
Zahnschmerzen 101

Basische Säfte für Gesundheit und Vitalität 103
Leckere und gesunde Fitmacher 104
Erfrischende Obst- und Gemüsecocktails mit Tee 111
Rezepte mit Milch, Mandeldrink & Co. 112
Powergetränke mit Getreide 114
Getränke für Körper und Sinne – Aphrodisiaka 116
Basisches Saftfasten 117
    Saftfasten wirkt auf Körper, Geist und Seele 118
    Für wen ist Saftfasten nicht geeignet? 119
    Vorbereitung auf das Saftfasten 119
    Bei welchen Beschwerden hilft Saftfasten? 119
    Die zwei Varianten des basischen Saftfastens 120
    Die Zehn-Tage-Saftkur 122
    Kurzfastenkuren 124

Naturkosmetik mit Säften 127
Schönheitspflege ohne Chemie 128
    Haarpflege...129
    Hautreinigung und -straffung...129
    Lippenpflege 133
    Gesichtsgymnastik zur Hautstraffung 133
    Schöne Fingernägel/Nagelpflege 133

Anhang 134
Brennwert von Säften 134
Gewichte von Obst 136
Gewichte von Gemüse..137
Abkürzungsverzeichnis 138

Fachbegriffe.. 139

Literatur.. 140

Register... 141

Vorwort

„*Wahre Schönheit* kommt von innen!", sagt der Volksmund und spielt damit auf die inneren, die charakterlichen Eigenschaften eines Menschen an. Gleichzeitig ist dieser Satz auch so zu verstehen, dass die Ernährung einen entscheidenden Anteil an unserer Gesundheit, Schönheit und Vitalität hat. Basische Säfte aus Obst und Gemüse wurden von jeher sowohl zur Vorbeugung als auch zur Behandlung von Krankheiten, die mit einem gestörten Säure-Basen-Haushalt in Verbindung stehen, eingesetzt. Althergebrachtes aus dieser traditionellen Volkheilkunde verbindet sich in diesem Buch mit modernem Wissen über Vitamine, Mineralien und basische Getränke. Denn die Überlieferungen über die Heilkräfte aus Früchten und Gemüse lassen sich heute wissenschaftlich beweisen, und der enge Zusammenhang zwischen Ernährung und Krankheit ist schon lange bekannt.

Lebensmittel als Heilmittel

Für viele klingt es unwahrscheinlich, dass Lebensmittel gleichzeitig Heilmittel sein können. Dabei eignen sich bestimmte basische Obst- und Gemüsearten zur Heilung von allerlei Krankheiten.
Durch kleine Änderungen in Ihrem Speiseplan in Richtung basenreich ist es möglich, vielen Krankheiten vorzubeugen bzw. chronische Beschwerden positiv zu beeinflussen. Vielleicht haben Sie bisher noch nicht die Erfahrung machen können, dass Gesundheit bzw. Basenernährung auch gut schmecken kann. Mit frischen Säften können Sie täglich etwas für Ihre Gesundheit und Vitalität tun, denn sie kräftigen, reinigen den Organismus und versorgen ihn mit reichlich Basen. Aber auch bei gesundheitlichen Beschwerden und Störungen können basische Obst- und Gemüsesäfte – die grünen Säfte der Medizin – die Heilung unterstützen.
Gerade in den letzten Jahren ist die Rohkost immer populärer geworden. Zahlreiche wissenschaftliche Untersuchungen belegen, dass viele der heilenden und gesundheitsfördernden Stoffe in Obst und Gemüse beim Kochen verloren gehen, dennoch konnte sich die Rohkost nicht durchsetzen. Für viele haftet dem langwierigen Zerkauen einer Karotte oder einer Paprika etwas Asketisches, Genussfeindliches an. Umso gelegener kommen uns da die geschmackvollen basischen Säfte: Sie sind nicht weniger wertvoll als die Rohkost und kommen den Wünschen der anspruchsvollen Genießer entgegen. Frisch gepresst! Schluck für Schluck gesund!

Vorwort

Basische Säfte sind vielseitig einsetzbar

In vielen Fällen ergänzen sich die basischen Heilsäfte mit anderen naturheilkundlichen Maßnahmen, die an entsprechender Stelle im Buch aufgeführt sind. Nicht immer ist es allein mit den heilenden, basischen Säften getan, sie leisten jedoch einen wichtigen Beitrag zur Vorbeugung vieler Krankheiten. Die hier vorgestellten Rezepte sind eine kleine Auswahl, denn nahezu aus allen Obst- und sehr vielen Gemüsearten lassen sich Gesundheitssäfte herstellen. Ich möchte Sie einladen, neue zu kreieren. Ihrer Fantasie sind dabei keine Grenzen gesetzt. Füllen Sie Ihre Basendepots auf. Trinken Sie sich schön und vital.

Maria Lohmann

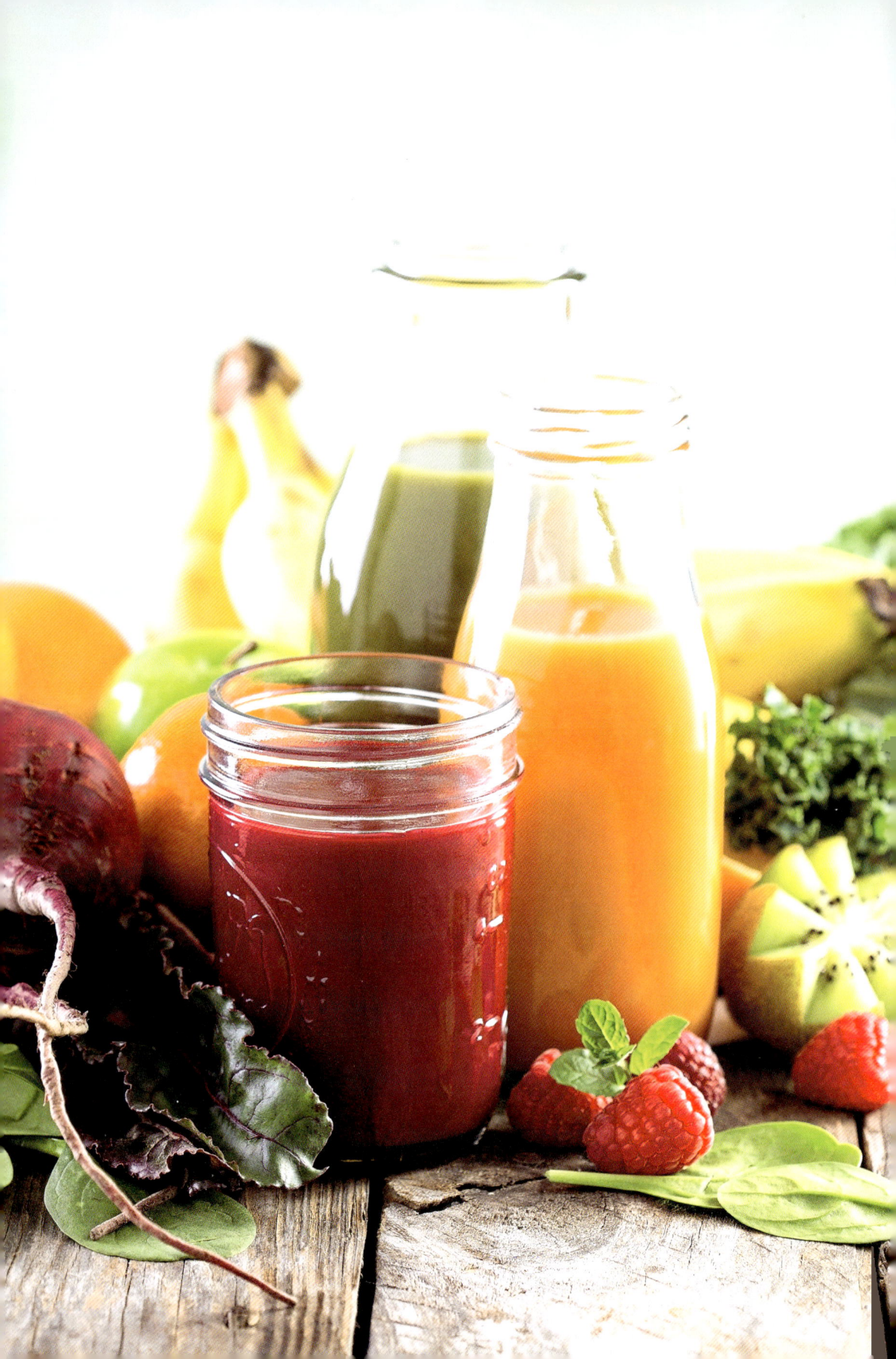

Säfte – natürliche Heilmittel

„Deine Nahrung sei dein Heilmittel" befand bereits Hippokrates. Heute steht uns eine größere Auswahl an Lebensmitteln als je zuvor zur Verfügung. Dennoch ernähren sich viele relativ einseitig. Dabei ist der Körper mit seinen Milliarden von Zellen auf die tägliche Zufuhr von basischen Mineralstoffen und Vitaminen angewiesen, da er einen Großteil von ihnen nicht speichern kann, sondern diese regelmäßig von außen zugeführt werden müssen. Frisches Obst und Gemüse spielen in diesem Zusammenhang die Schlüsselrolle.

VERSCHLACKUNG UND ÜBERSÄUERUNG DES STOFFWECHSELS

Langjährige Übersäuerung und basenarme Ernährung führen zu einer Ansammlung von Stoffwechselendprodukten im Körper. Die Entgiftungszentrale Leber ist meistens überfordert und auch die anderen Ausscheidungsorgane Niere und Haut kommen ihrer Aufgabe nicht mehr nach. Wenn sich im Körper zu viele belastende Stoffe angesammelt haben, behindern sie viele Stoffwechselprozesse bzw. werden im Bindegewebe abgelagert. Durch basische Heilsäfte und eine Umstellung der Ernährung lassen sich diese Blockaden wieder auflösen.

Der Säure-Basen-Haushalt

Aus naturheilkundlicher Sicht ist der Säure-Basen-Haushalt im Körper von entscheidender Bedeutung für unsere Gesundheit und unser Wohlbefinden. Die Ganzheitsmedizin führt zahlreiche Beschwerden wie erhöhte Infektanfälligkeit, rasche Ermüdung und Antriebsschwäche, Hautleiden, Gelenkbeschwerden, Herz-Kreislauf-Erkrankungen und depressive Zustände auf eine chronische Übersäuerung des Körpers zurück. Durch eine Ernährungsumstellung lassen sich diese Beschwerden in den meisten Fällen positiv beeinflussen. Experten plädieren deshalb für eine basenreiche, überwiegend vegetarische Ernährung. Obst- und Gemüsesäfte können den Säure-Basen-Haushalt wieder ins Gleichgewicht bringen.

Heilwirkung von basischen Säften

- Konzentrierte Zufuhr von Mineralien, Vitaminen und anderen Heilstoffen
- Säfte sind basenbildend und wirken so der Übersäuerung entgegen
- Anregung aller Stoffwechselfunktionen
- Verdauungsfördernd
- Regeneration des Darms
- Intensive Entschlackung, Ausleitung von Giftstoffen
- Aufhebung von Stoffwechselblockaden
- Stärkung des Immunsystems
- Steigerung der Leistungsfähigkeit, Vitalisierung
- Aktivierung der Selbstheilungskräfte
- Verbesserung des Schlafs

KLEINE SAFTKUNDE

Nur aus rohem Obst und Gemüse können wir den optimalen Nutzen ziehen, denn nur dann bleiben Vitamine und Minerale voll erhalten. Ungekochte, d. h. naturbelassene Nahrung ist „lebendige" Nahrung, wie der berühmte Ernährungsarzt Bircher-Benner die Rohkost bezeichnete. Erfahrungsgemäß vertragen viele Menschen, die an naturbelassene Nahrung zu wenig gewöhnt sind, zumindest Säfte am Anfang besser als Rohkost. Alle Obst- und Gemüsearten enthalten basische Mineralien, Vitamine und Spurenelemente wie Natrium, Kalium, Magnesium und Eisen. Die Nährwerte der einzelnen Obst- und Gemüsearten variieren naturgemäß je nach Klima, Reifegrad, Bodenbeschaffenheit und Anbaubedingungen. Die in diesem Buch genannten Angaben sind daher Durchschnittsangaben.

Oft wird nach dem Unterschied zwischen frischen Säften und Smoothies gefragt. Ganz einfach: Smoothies sind im Grunde ein Fruchtpüree aus Saft und unverdaulichen Faserstoffen. Ein purer Saft hingegen ermöglicht Ihnen eine größere Menge an Vitaminen, Mineralien und Spurenelementen in einem Glas aufzunehmen, da diese wertvollen Vitalstoffe extrahiert werden. Und innerhalb von kurzer Zeit gehen diese Stoffe vom Darm in das Blut über, weil Saft so leicht verdaulich ist.

Was ist beim Einkauf zu beachten?

Ökologische Produkte: Verwenden Sie bevorzugt erntefrisches Obst und Gemüse aus biologischem Anbau – im Idealfall aus dem eigenen Garten.

Tagfrisch verwenden: Tagfrisch verwendetes Obst und Gemüse ist am energiereichsten. Um Bakterien auszuschalten, sollten Sie keinesfalls verdorbene Rohkost verwenden.

Reifes Obst: Je reifer das Obst, desto aromatischer und ergiebiger ist der Saft.

Nach Saison einkaufen: Beschränken Sie sich beim Kauf von Obst und Gemüse am besten auf die jeweilige Erntezeit. Die Verwendung der Produkte außerhalb der Saison, z. B. Erdbeeren im Winter, ist nur bedingt empfehlenswert, da lange Lagerzeiten und Transportwege die Qualität nachhaltig beeinträchtigen. Außerdem gibt es zu jeder Jahreszeit ein großes Angebot an einheimischem frischem Obst und Gemüse, nach dem Motto: Was vor der Haustür wächst, ist für unseren Körper am bekömmlichsten.

Selbst ziehen: Kräuter sind geschmacklich und hinsichtlich ihres Gehalts an Vitaminen und basischen Mineralien eine echte Bereicherung. Sie können ohne großen Aufwand im Garten oder in Töpfen auf der Fensterbank angepflanzt werden.

Nahrungsmittel, die den Säure-Basen-Haushalt beeinflussen

Basisch	Sauer
Frisch gepresste Obst- und Gemüsesäfte	Fleisch, Wurst, Innereien, Fleischbrühe, Speck, Schmalz
Gemüse, z. B. Karotten, Fenchel, Spinat, Sellerie, Tomaten, Rote Bete Salate, z. B. Gurke; Kartoffeln	Meeresfrüchte, Fisch
Obst, z. B. Äpfel, Aprikosen	Weißmehlprodukte
Pflanzensäfte	Gemüse aus Konserven
Kräuter wie Petersilie, Schnittlauch, Basilikum, Dill	Eier
Gewürze wie Ingwer, Gelbwurz	Cola, Limonaden, Light-Getränke
Stilles Wasser	Zucker, Süßigkeiten
Kräutertee	Pommes frites, Chips

Schonende Behandlung und richtige Lagerung

Durch die richtige Behandlung und Lagerung von Obst und Gemüse vermeiden Sie Verluste von Vitaminen, basischen Mineralien und Spurenelementen.

Tipps für den Umgang mit Obst und Gemüse

- Nur frisches Obst und Gemüse kommt für Säfte infrage, denn nur sie haben den vollen Gehalt an Basen und Vitaminen. Welke und schlechte Stellen müssen entfernt werden.
- Direktes Sonnenlicht ist zu vermeiden. Bewahren Sie Obst und Gemüse kühl und dunkel, d. h. im Kühlschrank oder Keller, auf.

SÄFTE – NATÜRLICHE HEILMITTEL

- Obst möglichst nicht schälen, denn bei vielen Früchten, besonders bei Kernobst, liegt der Hauptteil der Vitamine direkt unter der Schale und geht durchs Schälen verloren.
- Wenn Sie Blattgemüse in feuchtes Papier bzw. Spargel und Karotten in ein feuchtes Tuch einschlagen, können Sie diese für kurze Zeit im Kühlschrank aufbewahren.
- Lagern Sie im Kühlschrank nie Obst und Kartoffeln zusammen, da sie sich gegenseitig beeinträchtigen.
- Sorgfältiges Waschen und Reinigen ist besonders wichtig, sonst können Keime ungehindert in den Saft übergehen. Lassen Sie aber Obst und Gemüse nicht im Wasser liegen, das laugt die wasserlöslichen Vitamine aus.
- Obst und Gemüse immer erst nach dem Waschen putzen und klein schneiden.

Die wertvollen Inhaltsstoffe von Obst und Gemüse

Wasser: Obst und Gemüse bestehen zu einem sehr großen Teil aus Wasser, Obst zu 80 bis 85 Prozent und Gemüse zwischen 85 und 95 Prozent. Durch die Methode des Entsaftens bleiben die Vitalstoffe im Saft erhalten, unverdauliche Faserstoffe werden

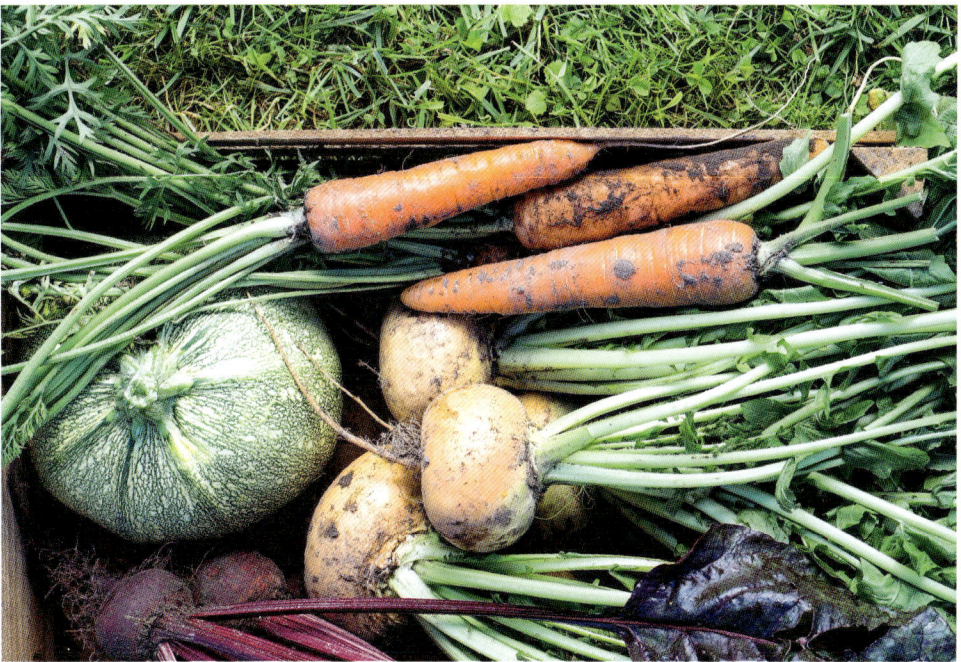

entfernt. In manchen Fällen verzichtet man sogar absichtlich auf die Faserstoffe, da Säfte bei vielen Erkrankungen die schonendste Zubereitungsform sind. Dickflüssigere Säfte verdünnen Sie einfach mit klarem Wasser entsprechend Ihrem Geschmack, durchaus mit bis zu 5 Teilen Wasser.

Kohlenhydrate: Bei Gemüse liegt der Kohlenhydratgehalt zwischen 10 bis 70 Gramm pro 100 Gramm essbarem Anteil und bei Früchten zwischen 40 bis 70 Gramm.

Eiweiß: Während der Eiweißgehalt bei Obst kaum ins Gewicht fällt, enthält Gemüse teilweise viel. Zu den eiweißreichen Sorten gehören hier Knoblauch, Zwiebeln, Rosenkohl sowie Kartoffeln (hohe biologische Wertigkeit).

Fett: Der Fettgehalt ist mit durchschnittlich 0,1 bis 0,5 Prozent im Obst und 0,5 bis 1 Prozent im Gemüse äußerst gering.

Enzyme: sind hochwirksame, natürliche Eiweißstoffe, die sämtliche Stoffwechselvorgänge im Körper ermöglichen bzw. beschleunigen, d. h. als Katalysatoren fungieren. Enzyme sind sehr temperaturempfindlich. Bei frisch gepressten Säften bleiben die feinen Enzyme erhalten, sie gehören zu den Top-Enzymquellen. Besonders viele Enzyme enthalten Äpfel, Ananas, Papayas, Mangos und Melonen.

Unsere Bauchspeicheldrüse (Pankreas) ist die bedeutendste Verdauungsdrüse des Körpers und produziert die drei wichtigen Enzyme Alpha-Amylase (für die Kohlenhydratverdauung), Lipase (für die Fettverdauung) und Trypsin und Chymotrypsin (für die Eiweißverdauung). Mit frischen Obst- und Gemüsesäften können wir die Bauchspeicheldrüse unterstützen und entlasten.

Zucker: Entscheidend für den Zuckergehalt – er liegt bei Obst zwischen 8 und 14 Prozent – ist der Reifegrad der Früchte. Bei einigen besonders süßen Sorten wie Trauben und Feigen liegt er allerdings deutlich höher. Der Zuckergehalt im Gemüse ist dagegen mit 0,5 bis 2 Prozent sehr gering.

Fazit: Obst und Gemüse haben einen niedrigen Fett- und Kaloriengehalt und einen hohen Vitalstoff- und Wassergehalt. Dies macht Obst- und Gemüsesäfte besonders wertvoll.

Aus Sicht der anthroposophischen Ernährungslehre stehen die einzelnen Pflanzenteile in einer Beziehung zu Organen des Menschen: Wurzeln stärken die Nerven und Sinne, Blätter und Stängel wirken auf die inneren Organe des Menschen wie Herz, Blutgefäße und Lunge, während die Früchte vor allem den Stoffwechsel beeinflussen.

Frisch gepresst oder fertig gekauft?

Fruchtsäfte sind so beliebt wie nie! Deutschland ist der Spitzenreiter beim Saftkonsum, gefolgt von Norwegen, den Niederlanden, Österreich und den USA (nach Angaben

SÄFTE – NATÜRLICHE HEILMITTEL

der deutschen Fruchtsaftindustrie 2018). Bei diesen erheblichen Mengen stellt sich natürlich die Frage, warum die Säfte nicht – preisgünstig und naturrein – selber herstellen, frei von Konservierungsstoffen, anstatt sie zu kaufen? Anders als bei Saft aus Flaschen oder Tetrapaks wissen Sie hier, was wirklich drinsteckt. Nicht immer ist dies jedoch möglich – sei es aus Zeitgründen oder weil gerade keine Erntezeit für die gewünschte Obst- oder Gemüsesorte ist. Falls Sie Ihren Saft als kaufen, sollten sie auf die folgenden Qualitätskriterien achten.

Saft, Nektar oder Fruchtsaftgetränk

Im Angebot sind Fruchtsäfte, Fruchtnektare und Fruchtsaftgetränke, die sich hinsichtlich Qualität und Vitamingehalt deutlich voneinander unterscheiden.
Fruchtsäfte: Sie bestehen zu 100 Prozent aus reinem Saft, in der Regel ohne Zusatz von Zucker. Viele Säfte werden heute aus Fruchtsaftkonzentrat hergestellt. Das Konzentrat entsteht durch Erhitzung des Saftes und Zentrifugierung (Schleudern mit hoher Geschwindigkeit). Durch dieses Verfahren, das der Erleichterung des Transportes und der Lagerhaltung dient, ergeben sich beträchtliche Aromaverluste. Später werden die Konzentrate wieder mit Wasser aufgefüllt. Säfte, die aus Konzentrat hergestellt werden, sind entsprechend gekennzeichnet.
Fruchtnektare: Bei Nektaren liegt der Anteil an reinem Fruchtsaft zwischen 25 bis 50 Prozent. Der Rest besteht aus Wasser, Zucker oder Bienenhonig. Bis zu 20 Prozent Zucker darf einem Nektar zugesetzt werden.
Fruchtsaftgetränke: Die Erfrischungsgetränke werden aus einem oder mehreren Fruchtsäften oder Fruchtsaftkonzentraten hergestellt. Je nach Obstsorte müssen sie einen bestimmten Anteil an Fruchtsaft enthalten: Zitrusgetränke 6 Prozent, Trauben und Kernobst je 30 Prozent. Der Vitamingehalt in Fruchtsaftgetränken ist entsprechend gering.
Viele Säfte tragen auf dem Etikett den Hinweis „mit Zusatz von Vitamin C" oder „Kalzium", was nichts anderes bedeutet, als dass synthetische Vitamine und Mineralstoffe zugesetzt wurden. Neuere Untersuchungen haben ergeben, dass Vitaminpillen oder künstlich angereicherte Säfte weniger nutzen als frische Obst- und Gemüsesäfte. Fruchtsaftgetränke sind in den meisten Fällen nicht wesentlich billiger als echte Säfte. Für die 70 Prozent zugesetztes Wasser bezahlt man also recht teuer.
Tipp: Kaufen Sie bei Fertigsäften – wenn überhaupt – nur trüben Apfelsaft. Die Trübung ist ein Hinweis, dass der Saft nicht pasteurisiert, d. h. nicht erhitzt und nicht gefiltert ist, wodurch mehr Nährstoffe enthalten sind.

Pflanzensäfte aus Wildkräutern: Bei der Überlegung, Säfte selber zu pressen oder zu kaufen, stellen die grünen Heilsäfte aus Wildkräutern- und Gemüse sicherlich eine Ausnahme dar: Ihre Zubereitung ist nämlich zeitaufwendig, und die benötigten Pflanzen stehen nur saisonal zur Verfügung. Qualitativ sehr hochwertige Pflanzensäfte gibt es im Bioladen und Reformhaus.
Smoothies: Bei Smoothies handelt es sich um dickflüssige Obst- und Gemüsepürees. Man stellt sie im Mixer oder mit dem Pürierstab her. Obst und Gemüse werden roh verarbeitet und in der Regel mitsamt der Schale zerkleinert.

Frisch gepresst! Schluck für Schluck gesund!

Reine Säfte sind dünnflüssiger als Smoothies. Dadurch werden die enthaltenen Mikro- und Makronährstoffe sehr rasch und konzentriert vom Körper aufgenommen. Idealerweise trinken Sie frische Säfte direkt nach der Zubereitung, innerhalb von zehn Minuten.
Je fester ein rohes Nahrungsmittel ist, desto besser ist es zum Entsaftern geeignet. Top-Beispiele: Karotten, Rote Bete, Kartoffel, Sellerie und Fenchel. Diese relativen harten Gemüsearten sind für den Mixer weniger oder gar nicht geeignet.
Wer einen empfindlichen Verdauungstrakt hat, ist mit Säften besser bedient als mit Smoothies, da die Verdauung der Säfte dem Magen-Darm-Trakt wesentlich weniger Mühe macht als ein Smoothie.
Tipp: Bananen und Papaya geben kaum Saft und lassen sich daher besser im Mixer zu einem Smoothie verarbeiten.

Wann Smoothies vorteilhaft sind

In einem Smoothie befinden sich alle Inhaltsstoffe der Obst- und Gemüsesorten, insbesondere die wasserunlöslichen Ballaststoffe, die die guten Darmbakterien benötigen. Smoothies lassen sich im Mixer schnell herstellen. Besonders lecker ist ein Mix aus Obst und Gemüse. Man mischt sie mit Wasser, Fruchtsaft, Mandeldrink, Kokosmilch, Joghurt oder zerstoßenem Eis.
Insbesondere die Verarbeitung von Blattgemüse ist eine Domäne der „grünen" Smoothies.
Feines Blattgemüse wie Spinat oder Feldsalat enthält jede Menge Vitamine, Eisen, Ballaststoffe, Kalzium, Fettsäuren und Bitterstoffe.
Grüne Blätter für Smoothies: Spinat, Mangold, Chicorée, Kopfsalat, Feldsalat, Rucola, Kresse, Petersilie, Minze, Basilikum, Brennnessel, Löwenzahn, Grünkohl sowie das Grün von Radieschen, Mairübchen und Roter Bete (in Bioqualität).

Ideal in Kombination mit Gurke, Äpfeln, Birnen, Mango, Banane, Himbeeren und Heidelbeeren. Auch tiefgekühlte Früchte (kurz TK) sind bestens geeignet.

Wie viel Saft ist gesundheitsfördernd?

Säfte stillen nicht nur den Durst, sondern sie sind ein wertvolles Nahrungsmittel, das wohldosiert zu sich genommen werden sollte. Daher ist es wichtig, dass Sie die Dosierung an Ihrem persönlichen Bedarf ausrichten, je nachdem, wie Sie sich im Alltag ernähren: Essen Sie vollwertig, ist der Bedarf an Nährstoffen und Vitaminen geringer als bei jemand, der sich überwiegend von Pizza und Burgern ernährt.

Zur Vorbeugung von Krankheiten und zur Vitalisierung ist eine Menge von etwa zwei Gläsern zu empfehlen. Die Säfte liefern so viel Energie, dass sie durchaus eine Mahlzeit ersetzen können. Fruchtsäfte, vor allem die aus süßem Obst, enthalten eine Menge natürlichen Zucker. Ihr Kaloriengehalt ist bei der übrigen Ernährung zu berücksichtigen. Gemüse- und Wildkräutersäfte sind dagegen kalorienärmer.

Säfte sollten von Diabetikern nur in Absprache mit dem Arzt verwendet werden.

Um im Rahmen einer Kur abzunehmen, kann die Saftmenge auf etwa einen Liter pro Tag gesteigert werden. Geeignet sind besonders Gemüse- und Kräutersäfte. Die täglich zugeführte Kalorienzahl muss in jedem Fall unter dem Bedarf des Organismus liegen, weil sonst keine nennenswerte Gewichtsabnahme erfolgt.

Tipp: Ein großer Teil der Gemüsesäfte hat eine entschlackende Wirkung. Deshalb sind sie für eine Fastenkur besonders geeignet.

Richtig trinken

Tipp: „Kauen" Sie die Säfte, indem Sie sie im Mund einige Male hin und her bewegen, vergleichbar mit einem guten Wein. Das aktiviert die Verdauungsenzyme. Nehmen Sie Säfte nur in kleinen Schlucken zu sich und behalten Sie die Flüssigkeit ca. 15 Sekunden im Mund, weil die Kohlenhydratverdauung bereits hier beginnt.

Verteilung der Säfte über den Tag

Am besten kann der Organismus die wertvollen Wirkstoffe der Säfte aufnehmen, wenn sie über mehrere Portionen verteilt getrunken werden. Der Kaloriengehalt der übrigen Mahlzeiten wird entsprechend dem Kaloriengehalt der Säfte verringert.

Es bieten sich verschiedene Möglichkeiten der Einnahme an, die Sie individuell nach Ihren Bedürfnissen auswählen:
- Drei kleine Portionen vor den Mahlzeiten, die man etwas weniger üppig gestalten kann.
- Zwei Portionen am Vor- und Nachmittag, z. B. anstelle einer kleinen Zwischenmahlzeit.
- Der Saft als Ersatz für eine Hauptmahlzeit, z. B. Frühstück oder Mittagessen.

Stärkung der Abwehrkräfte

Trinken Sie Säfte etwa eine halbe Stunde vor den Mahlzeiten, denn so stärken Sie das Abwehrsystem. Untersuchungen haben ergeben, dass es nach der Aufnahme von gekochter Nahrung zu einem kurzzeitigen Anstieg der weißen Blutkörperchen im Blut kommt, was als Abwehrreaktion des Körpers gegen schädigende Einflüsse angesehen wird. Wenn vor den Mahlzeiten dagegen Frischsäfte getrunken werden, kommt es zu keiner Erhöhung der weißen Blutkörperchen.

DIE KÜCHENAUSRÜSTUNG

Saftpressen, Zentrifugen, Mixer & Co.
Wenn Sie jeden Tag frische Säfte herstellen wollen, ist die Anschaffung eines elektrischen Entsafters ratsam. Die handelsüblichen Geräte sind einfach zu bedienen und praktisch, wenn man jeden Tag frische Säfte zubereiten möchte. Moderne Entsaftermodelle gehen mit der Frucht oder dem Gemüse so schonend um, dass die wertvollen Vitalstoffe erhalten bleiben.

Die Wahl des richtigen Geräts: Saftpressen und Zentrifugenentsafter
Entsafter liefern leckere und vor allem gesunde, reine Säfte. In vielen gängigen handelsüblichen Entsaftern werden die Früchte zunächst gehobelt oder geraspelt und anschließend wird mithilfe einer Zentrifuge der Saft durch die Fliehkraft gewonnen. Dadurch wird der Saft mit allen Vitalstoffen von den Faserstoffen (Trester) getrennt.

So kann der Körper alle wichtigen Stoffe mit dem Saft unmittelbar aufnehmen. Dieser sogenannte Trester wird in einem separaten Gefäß des Entsafters aufgefangen. Ein Nachteil der schnell rotierenden Zentrifuge ist das Einwirbeln von Luft, zu erkennen an der unschönen Schaumkrone auf dem frischen Saft. Einige Geräte haben deshalb einen Behälter mit Schaumtrenner im Lieferumfang.

Der Kontakt mit dem reaktionsfreudigen Sauerstoff kann einen Teil der Enzyme und Vitamine zerstören. Ein weiterer Nachteil der Zentrifugenentsafter ist die sehr schnelle Drehung, die Wärme entstehen lässt und wertvolle Vitamine im Saft angreifen kann. Andererseits ist der Saft aus der Zentrifuge am schnellsten fertig.

Saftpressen arbeiten schonender; Herz der Saftpressen ist die spiralförmige Pressschnecke (Presskegel), die für einen hohen Ertrag sorgt. Sie presst den Saft langsam und kontinuierlich aus dem frischen Obst und Gemüse heraus. Oft tragen die modernen Saftpressen Namenszusätze wie „Slow Juicer". Durch die kalte und langsame Pressung bleiben empfindliche Vitamine wie C, B, K und die Polyphenole besser erhalten.

Trester für Brot und Gebäck

Das verbleibende Fruchtfleisch (Trester) im Entsafter lässt sich einfach weiterverarbeiten, zum Beispiel in Gemüsebratlingen, Muffins, Brot- und Kuchenteigen oder Energieriegeln. Die Möglichkeiten sind vielfältig. Auch äußerlich lässt sich das Fruchtfleisch verwenden, z. B. für eine Gesichtsmaske. Wer keine Verwendung für den Trester findet, kann ihn in den Kompost oder in die Biotonne geben.

Entsaften von Beeren

Man unterscheidet grundsätzlich zwei Methoden der Saftgewinnung: kaltes und warmes Entsaften. Die meisten Obst- und Gemüsesorten lassen sich kalt pressen (siehe oben). Beerenfrüchte, wie Johannisbeeren, müssen kurz wärmebehandelt werden, z. B. mit heißem Dampf, damit man mehr Saft aus ihnen gewinnen kann. Bevorzugen Sie das kalte Entsaften, denn durch Hitzeeinwirkung können wertvolle Vitamine verloren gehen.

Entsafter – welches Modell?

Im Handel gibt es verschiedene Entsaftermodelle, die meisten preisgünstig und qualitativ hochwertig. Sie unterscheiden sich vor allem hinsichtlich der Motorstärke und der Saftausbeute. Beim Kauf sollten Sie unbedingt darauf achten, dass die Maschine leicht zu reinigen ist und dass außerhalb der Maschine ein spezieller Auffangbehälter für die nicht brauchbaren Faserstoffe (sogenannter Trester) angebracht ist.

Kaufkriterien für einen Entsafter

- Größe/Platzbedarf
- Saftausbeute
- Handhabung
- Ausstattung
- Reinigungsaufwand
- Lautstärke
- Preis

Tipps für die Reinigung:

Wenn der Entsafter ungereinigt länger steht, klebt Fruchtfleisch fest und ist nur mühsam zu entfernen. Reinigen Sie den Entsafter direkt nach jedem Gebrauch, dann ist es keine große Sache.

- Metallsiebe gleich nach der Saftzubereitung in Wasser einweichen, das löst die klebrigen Reste.
  Abnehmbare Kunststoffteile werden im Geschirrspüler sauber. Möglich ist natürlich auch das Abspülen unter fließend heißem Wasser.
- Verfärbungen von Karottensaft oder Roter Bete auf weißem Kunststoff lassen sich mit etwas Speiseöl leichter entfernen. Praktisch ist in diesem Zusammenhang, dass mittlerweile oft schwarzer Kunststoff verwendet wird, auf dem Verfärbungen erst gar nicht zu sehen sind.
- Ein externer Tresterbehälter ist einfacher zu reinigen und wird bei der Reinigung nicht vergessen.
- Bei weichen Nahrungsmitteln wie Birnen, Grüngemüse und Wildkräutern ist es günstig, vorher und nachher festes Obst oder Gemüse wie Karotten und Äpfel zu entsaften. Das erleichtert die Reinigung und verhindert das Verstopfen des Entsafters.

Mixer
Geräte wie ein Standmixer sind für Smoothies und die Mischung von Säften ideal. Zur Herstellung von puren Säften sind sie jedoch nicht geeignet, da sie die Früchte lediglich pürieren und die Faserstoffe erhalten bleiben.
Früchte wie Bananen sind für den Entsafter eigentlich zu weich, aber sie lassen sich im Mixer gut verwenden und etwa mit Orangensaft kombinieren. Um kleinere Mengen an weichen Früchten zu zerkleinern, reicht auch ein Pürierstab.

Handpresse
Bei kleineren Mengen Zitronen, Orangen oder Grapefruits genügt eine einfache Handpresse. Für größere Mengen kommt eine elektrische Zitruspresse infrage. Alternative: Geschälte Zitrusfrüchte wie Orangen und Zitronen sind übrigens auch für den Entsafter geeignet.

Was ist beim Entsaften zu beachten?
Um einen möglichst hohen Vitamingehalt zu gewährleisten, stellen Sie Säfte am besten erst unmittelbar vor dem Trinken her. Für einige Stunden können Sie sie in einem lichtundurchlässigen Gefäß im Kühlschrank aufbewahren.
Stellen Sie Säfte nicht auf Vorrat her, da der Vitamingehalt durch Licht- und Lufteinfluss rasch abnimmt. Jedes längere Stehen führt zu einem Verlust der wertvollen Bestandteile. Basische Wildkräuter und -gemüse sollten vor dem Auspressen gut unter kaltem Wasser gewaschen und gegebenenfalls leicht zerkleinert in den Entsafter gegeben werden. Es empfiehlt sich, jeweils nur kleine Mengen herzustellen, da die Säfte leicht gären.
Für die Wildkräutersäfte werden nur die therapeutisch wirksamen Bestandteile der Pflanze verwendet, beispielsweise für den Birkensaft ausschließlich die Blätter oder für den Baldriansaft nur die Wurzel.
Da weiche Obst- und Beerensorten dickflüssigen Saft hergeben, sollten Sie diese am besten mit anderen harten Früchten oder Gemüse gemeinsam entsaften.

Auf die Mischung kommt es an
Obst und Gemüse können zusammen entsaftet werden. Es gibt Fruchtsorten, die besonders gut harmonieren. Gelegentlich kann der Zusatz von etwas Bienenhonig oder Ahornsirup den Geschmack verfeinern. Einige Gemüsesäfte schmecken alleine nicht besonders gut. Sie sollten mit anderen Sorten kombiniert werden.
Gemüsesäfte vertragen sich nicht immer ideal mit Obstsäften.

Tipp: Wichtige Verbindungsglieder sind Apfel- und Karottensaft, die mit beinahe allen (Gemüse-)Säften harmonieren.

Sorgen Sie für Abwechslung in Ihrer Säfteküche. Der einseitige Genuss von bestimmten Säften kann unter Umständen zu einer einseitigen Aufnahme einzelner Vitamine, Mineralien und Spurenelemente führen. Durch Mischungen, wie z. B. Äpfel und Karotten, Äpfel und Sellerie, nehmen Sie eine ausgewogene Menge aller wichtigen Stoffe auf.

Der Saft von Blattgemüsen und Kräutern hat einen hohen Gehalt an Chlorophyll, das einen bitteren Geschmack verleiht. Verarbeiten Sie nur kleine Mengen und mischen Sie die Säfte am besten anderen Fruchtsäften bei.

Grüne Gemüsesäfte können den Magen reizen, daher sollten Sie sie mit milden Säften mischen.

Obst und Gemüse muss nicht etepetete sein

Obst und Gemüse für den Entsafter muss nicht perfekt aussehen. Im Handel wird nicht den Normen entsprechendes Obst und Gemüse häufig günstig angeboten, etwa unter dem Namen „krumme Dinger", weil sie etwas schief gewachsen sind und daher vielfach verschmäht werden. Ihr Aussehen tut ihren inneren Werten jedoch keinen Abbruch.

Vorgehen ruckzuck vor dem Entsaften:

- Braune Stellen am Obst und Gemüse schneidet man einfach heraus.
- Obst und Gemüse vor dem Entsaften gründlich waschen.
- Steinobst entkernen.
- Zitrusfrüchte wie Orangen und Zitronen schälen.
- Äpfel lassen sich mit Schale und Kerngehäuse entsaften.

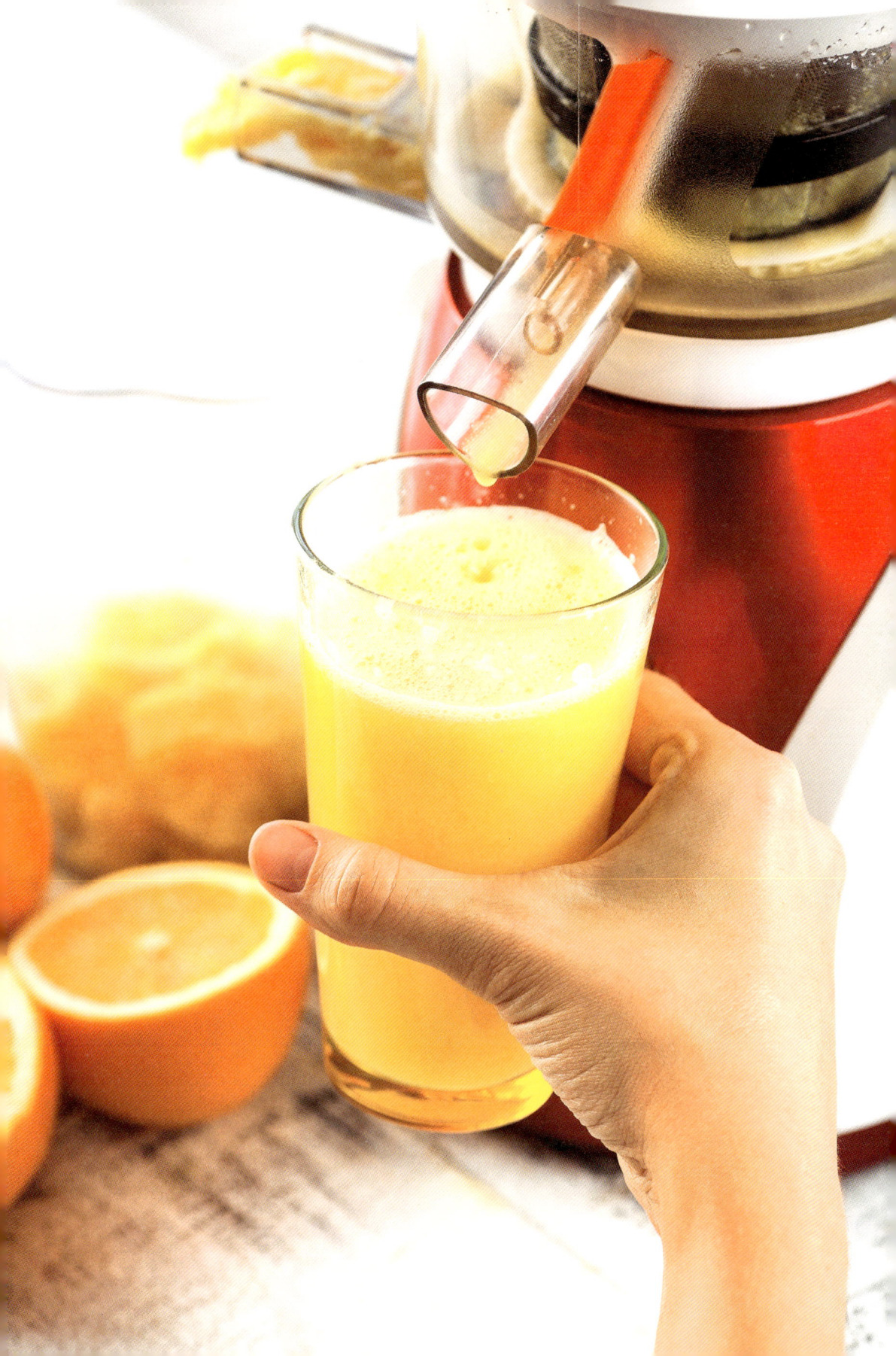

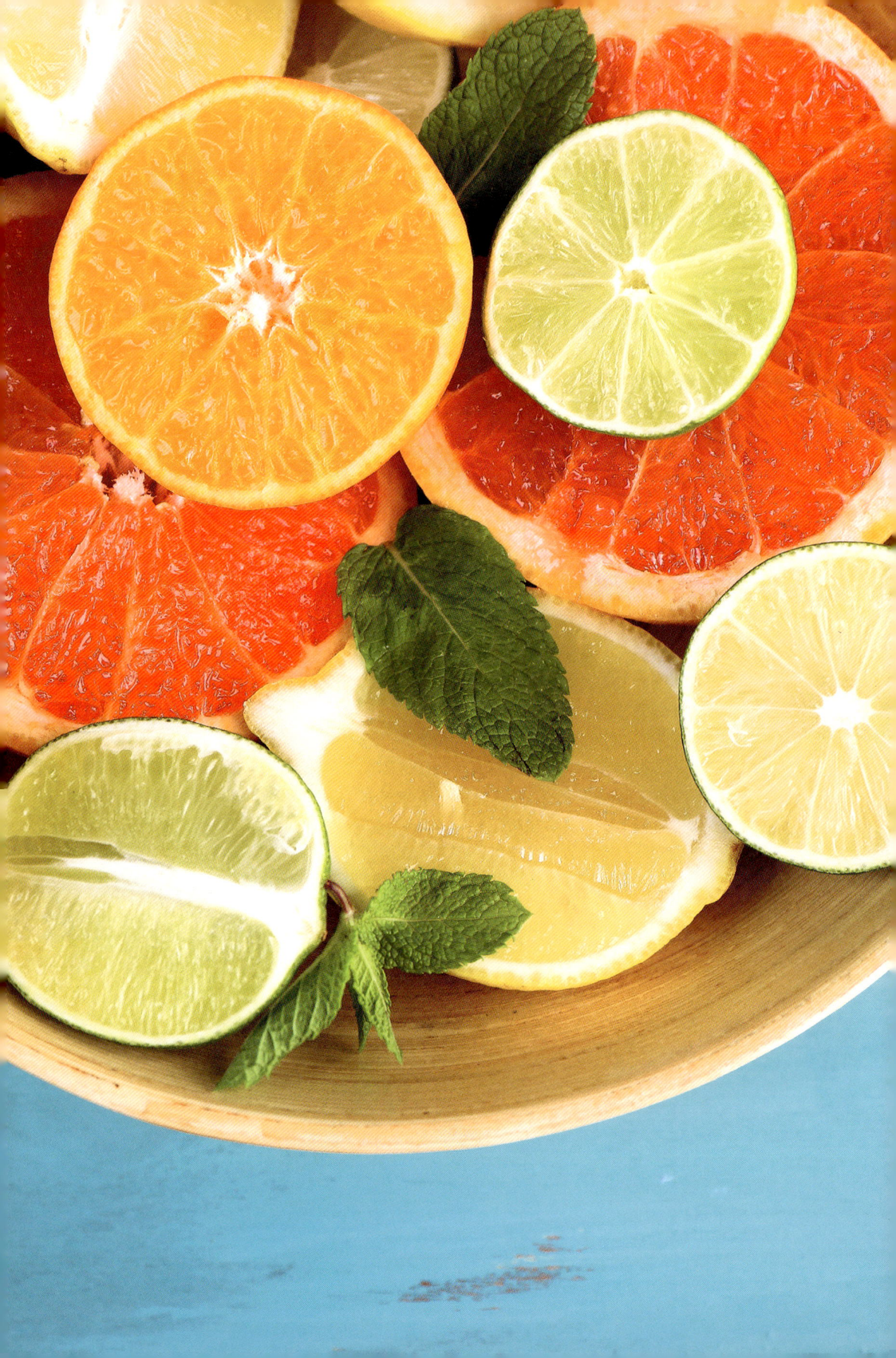

Heilsame Inhaltsstoffe

Rohes Obst und Gemüse enthält drei wichtige Wirkstoffgruppen, die für die Erhaltung unserer Körperfunktionen unverzichtbar sind: basische Mineralien, Vitamine und sekundäre Pflanzenstoffe. Einen Teil dieser Wirkstoffe – vor allem die Vitamine – kann unser Körper nicht speichern, sie müssen also in ausreichender Menge und ständig neu zugeführt werden. Je stärker unsere Nahrung industriell verarbeitet ist, desto weniger dieser Vitalstoffe enthält sie. Das Fehlen verschiedener Mineralstoffe in unserer Nahrung kann auf Dauer Ursache chronischer Krankheiten sein.

MINERALSTOFFE UND SPURENELEMENTE

Überall im Körper werden basische Mineralien gebraucht. Zu den wichtigsten zählen Kalium, Natrium, Kalzium und Magnesium. Durch eine Saftkur reichert sich Kalium in den Körperzellen an und befreit das Gewebe von Natrium und Säuren – mit positiven Folgen für Zellstoffwechsel, Nervensystem, Muskeln, Herz und Kreislauf.

Eisen
Aufgabe: zuständig für Blutbildung und Sauerstoffversorgung
Vorkommen: Petersilie, Spinat, Schwarzwurzeln, Rote Bete, Weizenkeime und Beeren

Kalium
Aufgabe: reguliert den Wasserhaushalt und die Herzfunktion
Vorkommen: Aprikosen, Kartoffeln, Spinat, Rote Bete, Petersilie, Löwenzahn, Trauben, Johannisbeeren und Bananen

Kalzium
Aufgabe: Baustein für Knochen und Zähne, reguliert die Durchlässigkeit der Zellwände
Vorkommen: Petersilie, Sellerie, Spinat, Fenchel, Johannisbeeren, Brennnesseln, Kohl

Magnesium
Aufgabe: beruhigt Herz, Muskeln und Nerven, „Anti-Stress-Mineral", ist an mehr als 300 Stoffwechselvorgängen beteiligt
Vorkommen: Kartoffeln, Spinat, Löwenzahn, Bananen, Samenkerne

Natrium
Aufgabe: reguliert den Flüssigkeitshaushalt, sorgt für die richtige Verteilung der Flüssigkeiten innerhalb und außerhalb der Körperzellen.
Vorkommen: Gemüse, Kartoffeln

Selen
Aufgabe: unterstützt das Zellwachstum, wichtige Entgiftungsfunktion bei Umweltbelastungen (z. B. Amalgam)
Vorkommen: Bananen, Leinsamen, Radieschen, Rettich, Paprika, Petersilie

Silizium
Aufgabe: dient als Baustoff für Bindegewebe, Knochen, Haare und Nägel, wirkt immunstimulierend, antioxidativ, wichtig für die Schilddrüse
Vorkommen: Kartoffeln, Aprikosen, Mineralwasser, Hafer, Haferdrink

HEILSAME INHALTSSTOFFE

Zink
Aufgabe: wichtig für den Säure-Basen-Haushalt, fördert die Wundheilung, beugt Hauterkrankungen vor, stärkt das Abwehrsystem, wichtig für die Funktion der Bauchspeicheldrüse
Vorkommen: Bananen, Orangen, Zwiebeln, Weizenkeime, Nüsse, Petersilie, Rettich, Brokkoli

DIE VITAMINE IM ÜBERBLICK

Vitamine steuern die biochemischen Abläufe im Körper und ermöglichen damit einen ungestörten Ablauf aller Stoffwechselvorgänge. Sie spielen eine wichtige Rolle bei der Energiegewinnung, der Stärkung des Abwehrsystems, der Regulierung des Mineralstoffhaushalts, der Produktion und dem Aufbau von Zellen und Blutkörperchen und tragen in erheblichem Maße zur Stabilität von Knochen und Zähnen bei. Bekannt sind 13 Vitamine, die in fettlösliche und wasserlösliche Vitamine unterteilt werden. Eine Vitaminüberdosierung ist bei Säften nicht zu befürchten. Die wasserlöslichen Vitamine, die der Körper nicht benötigt, scheidet er einfach wieder aus. Und die fettlöslichen Vitamine sind in den Säften fein dosiert.

Vitamine sind lebenswichtige Stoffe, die uns helfen, gesund, fit und leistungsfähig zu bleiben. Auf Vitamine kann der Körper nicht verzichten, denn sie gehören zu den essenziellen Nahrungsmitteln, von denen der Körper zwar nur wenig benötigt, die er selbst jedoch nicht herstellen kann. Ausnahme: Vitamin K und Folsäure werden zusätzlich im Darm mithilfe von Bakterien gebildet. Da der Körper Vitamine nur in geringem Umfang speichern kann, ist er auf eine tägliche Zufuhr angewiesen.

Alle Vitamine auf einen Blick

Vitamine sind für uns lebenswichtig, da sie die biochemischen Prozesse in unserem Körper steuern und damit den gesamten Stoffwechsel regeln.

Vitamin	Bedarf	Vorkommen	Aufgaben	Bemerkungen
Vitamin A (Vorstufe Beta-carotin)	0,8 bis 1 mg	Karotten, Pfirsich, Sauerkirschen, Löwenzahn, Spinat, Grünkohl, Mango, Melone	Sehfunktion, „Augenvitamin", wichtig für Haut und Wachstum, „Schönheitsvitamin"	Bei Mangel: trockene, schuppige Haut Stets 1 Tropfen Öl oder Sahne zufügen, sonst kann das Vitamin A nicht aufgenommen werden. Lichtempfindlich, fettlöslich
Vitamin D (Calciferole)	20 µg	Fettreiche Fische, Öle, Butter, Eier, Käse, in Obst und Gemüse nicht enthalten	Wichtig für den Knochenstoffwechsel, Immunsystem und Muskelstoffwechsel	Sonderstellung: Zufuhr über die Nahrung und durch die UVB-Lichtexposition (Sonnenbestrahlung); fettlöslich
Vitamin E (Tocopherol)	11 bis 15 mg	Weizenkeim- und Sonnenblumenöl, Löwenzahn, Paprika, Sellerie	Abwehr von zellschädigenden freien Radikalen	Bei Mangel: Muskelschwäche, neurologische Störungen; fettlöslich
Vitamin K (Phyllochinone)	60 bis 80 µg	Alle Kohlsorten, Sauerkraut, Spinat, Kiwi, Kartoffeln	Wichtig für die Gerinnungsaufgaben des Blutes	Bei Mangel: Verstärkte Blutungsneigung; fettlöslich

HEILSAME INHALTSSTOFFE

Vitamin	Bedarf	Vorkommen	Aufgaben	Bemerkungen
Vitamin C (Ascorbinsäure)	95 bis 110 mg	Zitrusfrüchte, Kiwi, Paprika, Schwarze Johannisbeeren, Sanddorn, Brokkoli, Grünkohl, Fenchel	Für die Infektabwehr, verbessert die Aufnahme von Eisen aus dem Darm	Mangel: Infektanfälligkeit, Abwehrschwäche; lichtempfindlich, wasserlöslich
Vitamin B_1 (Thiamin)	1,0 bis 1,3 mg	Grünes Blattgemüse, Kartoffeln, Getreide, Weizenkeime	„Nervennahrung", wichtig für den Energiestoffwechsel	Bei Mangel: verminderte Leistungsfähigkeit, Muskelschwäche; übermäßige Zufuhr von Zucker und Weißmehl führt zu einer Unterversorgung von Thiamin; wasserlöslich
Vitamin B_2 (Riboflavin)	1,0 bis 1,4 mg	Spinat, Löwenzahn, Fenchel, Weizenkeime, Kohl, Brokkoli, Grünkohl	Wichtig für die Energiegewinnung und Hautregeneration, kann Migräne lindern	Mangel: rissige Lippen und Mundwinkel, Sehstörungen, Blutarmut, Migräne; wasserlöslich
Vitamin B_6 (Pyridoxin)	1,4 bis 1,6 mg	Banane, Kartoffeln, Paprika, Karotten, Grünkohl, Spinat, Sauerkraut, Nüsse	Wichtig für Eiweißstoffwechsel und Blutbildung	Langjährige Pilleneinnahme kann zu Vitamin-B_6-Mangel führen; wasserlöslich

Vitamin	Bedarf	Vorkommen	Aufgaben	Bemerkungen
Vitamin B_{12} (Cobalamine)	4 µg	Fleisch, Milch, Käse, Soja, Sauerkraut	Bildung der roten Blutkörperchen	Bei Mangel: Müdigkeit, Blutarmut, Zungenbrennen; wasserlöslich
Niacin (Vitamin B_3)	11 bis 16 mg	Weizenkeime, Nüsse, Vollkornprodukte, Kohl, grünes Blattgemüse	Wichtig für Energiegewinnung und die Nerven	Bei Mangel: Depressionen, Müdigkeit, Kopfschmerzen; wasserlöslich
Pantothensäure	6 mg	Brokkoli, Wassermelone, Getreide	Entgiftungsfunktion, Regeneration der Haut	Pantothensäure ist wegen ihrer hautschützenden Eigenschaften in vielen Wundsalben enthalten; wasserlöslich
Folsäure	300 µg	Spinat, grünes Blattgemüse, Salat, Karotten, Kirschen, Weizenkeime	Wichtig für Zellaufbau, in der Schwangerschaft erhöhter Bedarf!	Bei Mangel: Blutarmut, Schleimhautstörungen, Missbildungen; wasserlöslich
Biotin (Vitamin H)	30 bis 60 µg	Spinat, Avocado, Banane, Karotten	Schönheitsvitamin für Haare, Haut und Nägel	Bei Mangel: schuppige Haut, Hautentzündungen; wasserlöslich

(*Tagesbedarf nach Angaben der Deutschen Gesellschaft für Ernährung (DGE))

SEKUNDÄRE PFLANZENSTOFFE

Neben den primären Inhaltsstoffen (Fett, Eiweiß und Kohlenhydrate) enthalten Pflanzen weitere „sekundäre" Substanzen (sekundäre Pflanzenstoffe), die zwar nur in geringen Mengen vorkommen, deren besondere gesundheitsfördernde Wirkung aber in vielen Studien bewiesen wurde. Dazu zählen die Pflanzenfarbstoffe sowie spezielle Abwehrstoffe, die die Pflanzen zum Schutz gegen Krankheiten produzieren.

Die Heilgeheimnisse alter Hausrezepte

Von alters her haben heilkundige Menschen Hausmittel empfohlen, die besonders viele dieser sekundären Pflanzenstoffe enthalten. In alten Kräuterbüchern finden wir eine große Zahl von Heilrezepten, in denen Anwendungen mit Obst und Gemüse im Vordergrund stehen. Und gerade hier entfalten die sekundären Pflanzenstoffe ihre Wirkung am stärksten.

Untersuchungen haben bestätigt, dass die Pflanzenschutzstoffe in den Körperzellen Enzyme aktivieren und damit die Zellatmung verbessern. In Studien zeigte sich sogar, dass diese positiven Effekte bei Säften ausgeprägter sind als bei Salat und Rohkost. Ein möglicher Grund: Der Körper kann die Schutzstoffe aus Säften leichter aufnehmen als aus rohem Salat. Durch Erhitzen und andere Verarbeitungsprozesse können diese empfindlichen Schutzstoffe zerstört werden.

Pflanzenschutzstoffe als Waffe gegen Krebs?

Sekundäre Pflanzenstoffe – heilsame Schutzwirkung

Gerade in der Krebsforschung wird den sekundären Pflanzenstoffen große Aufmerksamkeit geschenkt. Die tumorhemmende Wirkung von verschiedenen Pflanzen wird mittlerweile zu einem großen Teil einer Gruppe von Stoffen zugeschrieben: Carotinoiden, Flavonoiden, Glucosinolaten, Sulfiden und Chlorophyll.

Carotinoide: Sie schützen vor sogenannten Freien Radikalen, die unsere Zellen schädigen; stärken das Immunsystem und vermindern somit das Krebsrisiko. Carotinoide sind reichlich in grünblättrigem Gemüse und vielen farbigen Früchten enthalten (gelb, orange, rot), z. B. Tomaten, Möhren, Aprikosen, roten Grapefruits und Orangen, Honigmelonen, Mangos

Flavonoide: Sie sind natürliche Pflanzenfarbstoffe (rot, hellgelb, blau, violett) und finden sich in fast allen Pflanzen, bevorzugt in Früchten mit hohem Vitamin-C-Gehalt, wie Brombeeren, Kirschen, Rote Bete, Tomaten und Hagebutten. Sie kräftigen die Blutgefäße, unterstützen die Abwehrprozesse des Körpers gegen Viren und Ent-

zündungen und hemmen Krebs. Bestimmte Flavonoide wirken sogar hormonähnlich und unterstützen die Bildung und den Stoffwechsel von Geschlechtshormonen.
Quercetin ist ein natürlicher hellgelber Pflanzenfarbstoff, der in vielen Obst- und Gemüsesorten, z. B. im Apfel, in der Schale oder im Randbereich, vorkommt.
Glucosinolate: Sie kommen in allen Kohlarten vor, z. B. Brokkoli, Blumenkohl, Rosenkohl, Rettich, Kohlrabi, Grünkohl. Ihnen werden ausgeprägte krebsvorbeugende Eigenschaften nachgesagt. In den Pflanzen fungieren die Glucosinolate als Abwehrstoffe gegen Fressfeinde.
Phytosterole: Sie sind in fast allen Pflanzen vertreten und bewirken eine Senkung des Cholesterinspiegels.
Sulfide: Sie sind Duft- und Aromastoffe in Pflanzen. Nachgewiesen ist ihre antibiotische Wirkung, insbesondere ihre schützende Kraft auf die oberen Atemwege. Auch krebshemmende Eigenschaften werden den Sulfiden nachgesagt. Sulfide kommen in Zwiebeln, Lauch, Knoblauch und Schnittlauch vor.
Chlorophyll: Der grüne Pflanzenfarbstoff scheint ebenfalls eine krebsschützende Wirkung zu besitzen. Chlorophyll hat einen bitteren Geschmack und ist in allen grünen Gemüsen wie Spinat, Kohl und den Wildgemüsen reichlich enthalten.

Anti-Krebsstoffe in Obst, Gemüse und Gewürzen

Obst	Wirkstoffe
Blaubeeren	Delphindin
Zitrone	Limonin
Apfel	Quercetin
Weintrauben	Reservatrol
Kirschen	Cyanidin
Brombeeren	Delphindin
Himbeeren	Ellagsäure

HEILSAME INHALTSSTOFFE

Gemüse	Wirkstoffe
Brokkoli	Sulforaphan
Spinat	Lutein
Knoblauch	Allicin
Artischocke	Silymarin
Tomate	Lycopin
Rosenkohl	Glucosinolate
Weißkohl	Isothiocyanate

Gewürze	Wirkstoffe
Kurkuma	Curcumin
Chili	Capsaicin

Heilwirkung von Pflanzenschutzstoffen
- Stärkung des Immunsystems
- Verbesserung der Zellatmung
- Verminderung des Krebsrisikos
- Verdauungsförderung
- Regulierung des Blutdrucks
- Entzündungshemmende Wirkung
- Stressschutz

Die Farbe von Obst und Gemüse in der chinesischen Medizin

In der chinesischen Heilkunst wird seit Jahrtausenden davon ausgegangen, dass die Farbe der Nahrung unseren Stoffwechsel und sämtliche Körperfunktionen nach-

haltig beeinflusst. Mit einer gezielten Auswahl der Obst- und Gemüsesäfte lassen sich einzelne Organe demnach intensiv unterstützen und stärken.
Weißes Gemüse, z. B. Rettich, Meerrettich, Zwiebel, Knoblauch, stärkt Lunge und Atemwege.
Schwarzes Obst und Gemüse, z. B. Schwarzrettich und Schwarze Johannisbeeren, stärkt die Niere und Blase.
Grünes Obst und Gemüse, z. B. Wildkräuter wie Löwenzahn, Artischocke, Spinat, Kiwi, Gurken, Äpfel, stärkt Leber und Galle.
Rotes Obst und Gemüse, z. B. rote Trauben, Rote Bete, Kirschen, rote Beeren, stärkt Herz und Kreislauf.
Gelbes Obst und Gemüse, z. B. Bananen, Feigen, Kartoffeln, Fenchel, Karotten, Sellerie, stärkt Magen, Milz und Bauchspeicheldrüse.

Ihr persönlicher Vitamin-Check-up

	Ja	Nein
1. Essen Sie häufig Burger und Fast Food?	☐	☐
2. Essen Sie gerne und viel Süßigkeiten?	☐	☐
3. Essen Sie wenig Obst und Gemüse?	☐	☐
3. Trinken Sie jeden Tag Alkohol?	☐	☐
4. Rauchen Sie täglich?	☐	☐
5. Haben Sie viel Stress bei der Arbeit oder privat?	☐	☐
6. Benutzen Sie oft die Mikrowelle oder wärmen Sie Gerichte auf?	☐	☐
7. Sind Sie schwanger?	☐	☐
8. Leiden Sie häufig unter Infekten?	☐	☐
9. Treiben Sie selten Sport?	☐	☐
10. Sind Sie häufig müde und unkonzentriert?	☐	☐
11. Schlafen Sie im Schnitt weniger als 6 Stunden?	☐	☐

Auswertung:
Ein moderner Lebensstil mit Fast Food und Co. enthält eine Vielzahl von Vitaminkillern. Haben Sie vier oder mehr Fragen mit Ja beantwortet, ist anzunehmen, dass bei Ihnen ein latenter Vitaminmangel vorliegt. Die meisten Risikofaktoren lassen sich durch maßvolle Änderungen der Lebensgewohnheiten abbauen. Und das sollte zuallererst geschehen. Darüber hinaus bietet es sich an, dass Sie Ihre Ernährung durch Obst- und Gemüsesäfte verbessern.

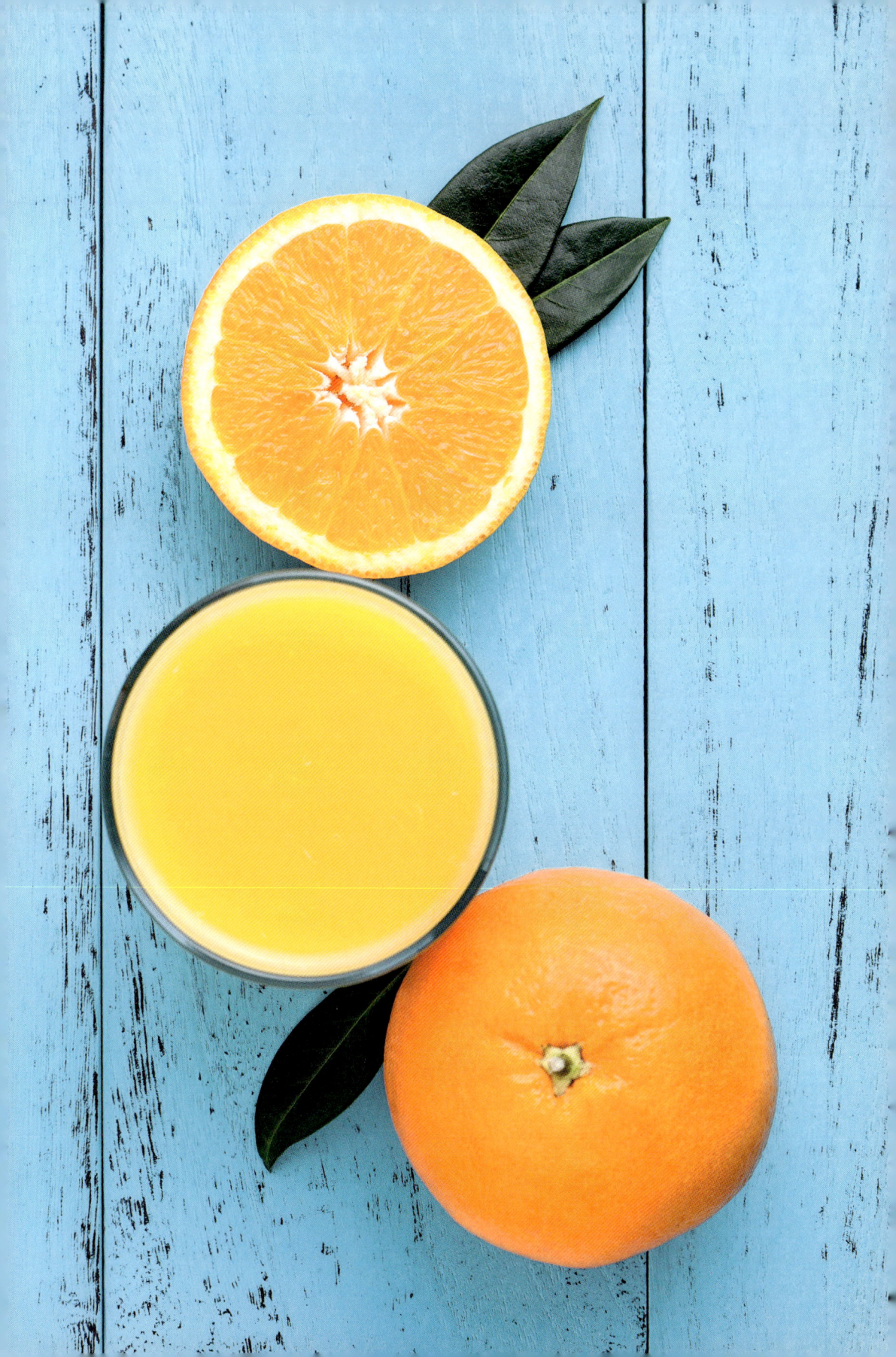

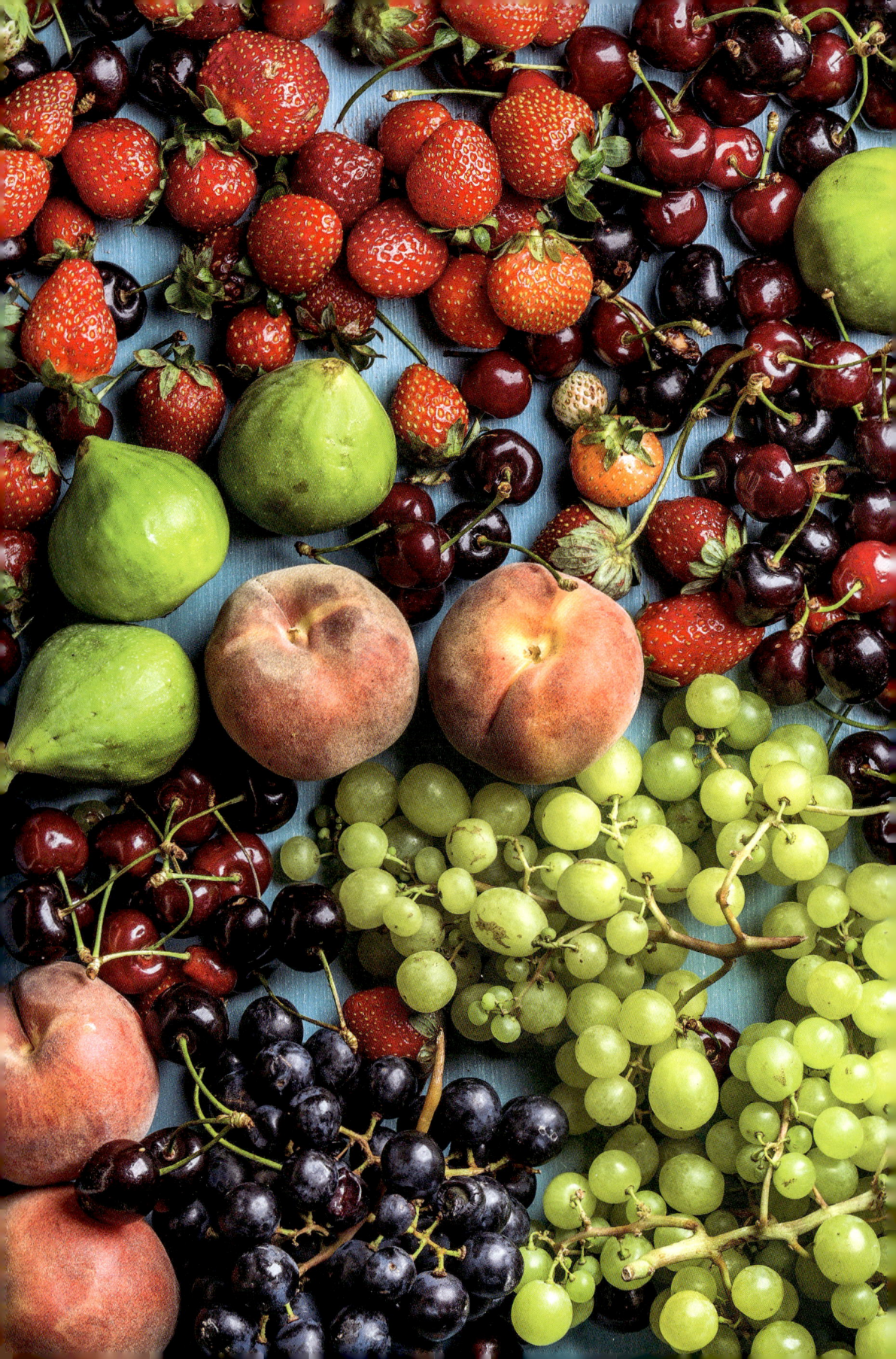

Das Früchte-Lexikon

Noch zwei Generationen zuvor galten viele sogenannte Südfrüchte wie Ananas und Orangen als exotisch, manche Sorten wie z. B. Mango und Papaya waren in unseren Breiten sogar völlig unbekannt. Man genoss, was die heimische Landwirtschaft in den verschiedenen Jahreszeiten hervorbrachte. Seit Früchte jedoch rund um den Globus transportiert werden können, sind bei uns ehemalige Saisonfrüchte das ganze Jahr über verfügbar.

Ananas – hilft bei Entzündungen

Die Ananas wird vorwiegend in Süd- und Mittelamerika angebaut und ist ganzjährig erhältlich.
Wirkstoffe: Die Ananas ist sehr reich an den Vitaminen A, B und C und dem Enzym Bromelain, das gegen Entzündungen, Gelenkbeschwerden und Verdauungsstörungen eingesetzt wird.
Zubereitung: Ananas schälen, in Stücke schneiden und in den Entsafter geben. Angeschnittene Ananas im Kühlschrank aufbewahren und nach spätestens zwei Tagen verbrauchen.
Tipp: Ein Glas Ananassaft nach einer eiweißreichen Mahlzeit erleichtert die Verdauung.

Äpfel – die Entgifter

Äpfel sind die am meisten verbreiteten Früchte Europas. Sie spielen auch bei den Heilsäften eine zentrale Rolle.
Wirkstoffe: Äpfel sind besonders kaliumreich und haben einen hohen Gehalt an Pektin. Pektin hat die Eigenschaft, Giftstoffe zu binden und gleichzeitig die Verdauung anzuregen. Apfelsaft senkt den Cholesterinspiegel und schützt gegen Viren.
Zubereitung: Äpfel waschen, in Stücke schneiden und mit Schale und Gehäuse in den Entsafter geben. Feste Apfelsorten sind für Säfte am besten geeignet. Äpfel passen zu nahezu jeder anderen Frucht- oder Gemüsesorte.
Eine Kombination, die immer funktioniert: Apfel, Gurke und Minze.

Aprikosen – verwöhnen die Haut

Aprikosensaft ist mild und säurearm und eignet sich hervorragend, um saure Obstsäfte abzumildern. Angeboten wird die Aprikose von Mai bis September.
Wirkstoffe: Aprikosen sind reich an den basischen Mineralstoffen Kalium, Magnesium und Eisen. Das ebenfalls enthaltene Silizium sorgt für eine schöne Haut. Durch ihren hohen Gehalt an Betacarotin haben Aprikosen eine Schutzwirkung vor Krebs, insbesondere Lungenkrebs.
Zubereitung: Aprikosen waschen und halbieren. Kerne vor dem Entsaften entfernen.

Bananen – die Sportlernahrung

Bananen sind für den Entsafter eigentlich zu weich. Sie lassen sich aber im Mixer gut mit Äpfeln, Orangen und Ananas kombinieren.

DAS FRÜCHTE-LEXIKON

Wirkstoffe: Bananen sind reich an Kalium, Selen, Eisen, Kalzium, Eisen, Fluor, Magnesium, Mangan und Zink. Zudem enthalten sie Vitamine der B-Gruppe sowie die Vitamine A und E. Als basenstarkes Obst lindern Bananen Sodbrennen und saures Aufstoßen.
Die in Bananen enthaltene Stärke begünstigt die Resorption von Flüssigkeit aus dem Dickdarm. Die krumme Frucht ist deshalb hilfreich bei Neigung zu Durchfall.
Spezialrezept: Geschälte, in dicke Scheiben geschnittene Bananen eine Stunde in Wasser mit einigen Spritzern Zitrone legen. Anschließend zusammen mit dem Wasser entsaften.

Birnen – reich an B-Vitaminen
Schon der römische Arzt Galen verordnete die Birne als Heilmittel, „um den Körper von giftigen Stoffen zu befreien".
Wirkstoffe: Birnen sind reich an B-Vitaminen und Pektin und angenehm säurearm.
Zubereitung: Da Birnensaft meist sehr süß und etwas dickflüssig ist, eignet er sich gut zum Mischen, vorzugsweise mit Apfel-, Melonen- oder Karottensaft. Man kann aber auch bittere und extrem saure Säfte damit abmildern.

Feige – die süßeste Frucht
Die aus dem Orient stammende Feige wurde von Seefahrern im gesamten Mittelmeergebiet verbreitet.
Wirkstoffe: Feigen enthalten einen hohen Anteil an Fruchtzucker, Kalzium, Eisen, Magnesium und Vitamin A.
Zubereitung: Reife Früchte halbieren und mit der Schale in den Entsafter geben.

Grapefruit – der Allroundheiler
Die Grapefruit ist eine Kreuzung von Apfelsinen und Pampelmusen. Sie liefert einen angenehm herben Saft.
Wirkstoffe: Die Grapefruit ist reich an Vitamin C, Kalzium, Kalium und Phosphor. Ihr Saft regt die Produktion von Verdauungsenzymen an.
Zubereitung: Grapefruit zum Entsaften schälen oder mit einer Zitruspresse auspressen. Der Grapefruitsaft ist ein ideales Alleingetränk, dass man bei Bedarf mit etwas Traubenzucker oder Ahornsirup verfeinern kann.

Holunder – der Blutbildner
Holunder wächst auf humusreichen Böden, an Wegrändern und Mauern. Seine schwarz-violetten Früchte werden im Herbst gesammelt.
Wirkstoffe: Holunderbeeren sind reich an blutbildenden Stoffen und enthalten reichlich Vitamin C, A und B.
Zubereitung: Die schwarzen Beeren von den Dolden abstreifen und ohne Stiele verarbeiten. Vorsicht: Die grünen Pflanzenteile sowie die grünen Beeren des Holunders enthalten eine Substanz, die Übelkeit und Brechreiz hervorrufen kann. Es empfiehlt sich, einen Dampfentsafter zu verwenden.

Johannisbeeren – gegen Rheuma und Gicht
Ursprünglich wuchsen die Johannisbeeren wild am Wegrand, bis sie in Gärten kultiviert wurden. Die Roten Johannisbeeren werden von Juni bis August geerntet, die Schwarzen im Juli und August. Der Saft wird traditionell gegen Rheuma und Gicht angewendet.
Wirkstoffe: Flavone wirken gegen Arteriosklerose, Erkältungen und Darmstörungen. Johannisbeeren sind echte Vitamin-C-Bomben.
Zubereitung: Johannisbeeren können mit den kleinen Stielen entsaftet werden. Es empfiehlt sich, für die Johannisbeere einen Dampfentsafter zu benutzen.

Kirsche – gegen Cellulite
Unterschieden wird zwischen Sauer- und Süßkirschen. Zur Saftgewinnung eignen sich besonders gut Schattenmorellen. „Kirschenzeit" sind die Monate Mai und Juni.
Wirkstoffe: Kirschen enthalten Eisen, Magnesium, Kalium; der „Anti-Cellulite-Stoff" Kieselsäure sorgt für festes Bindegewebe, Phosphor für gute Nerven.
Zubereitung: Kirschsaft ist für sich allein ein sehr vitalisierendes und wohlschmeckendes Getränk; er lässt sich aber auch gut mit Melonensaft, Traubensaft, Feigensaft und allen Beerensäften mischen.
Die Kirschen müssen vor dem Entsaften entsteint werden.

Kiwi – massenhaft Vitamin C
Die saftige Frucht mit dem grünen Fruchtfleisch ist als typisch neuseeländisches Obst bekannt. Ursprünglich war die Kiwi aber in China beheimatet, mittlerweile wird sie auch in Europa angebaut.
Wirkstoffe: Kiwis enthalten doppelt so viel Vitamin C wie die Zitrone. Ihnen wird außerdem eine cholesterinsenkende Wirkung nachgesagt.

DAS FRÜCHTE-LEXIKON

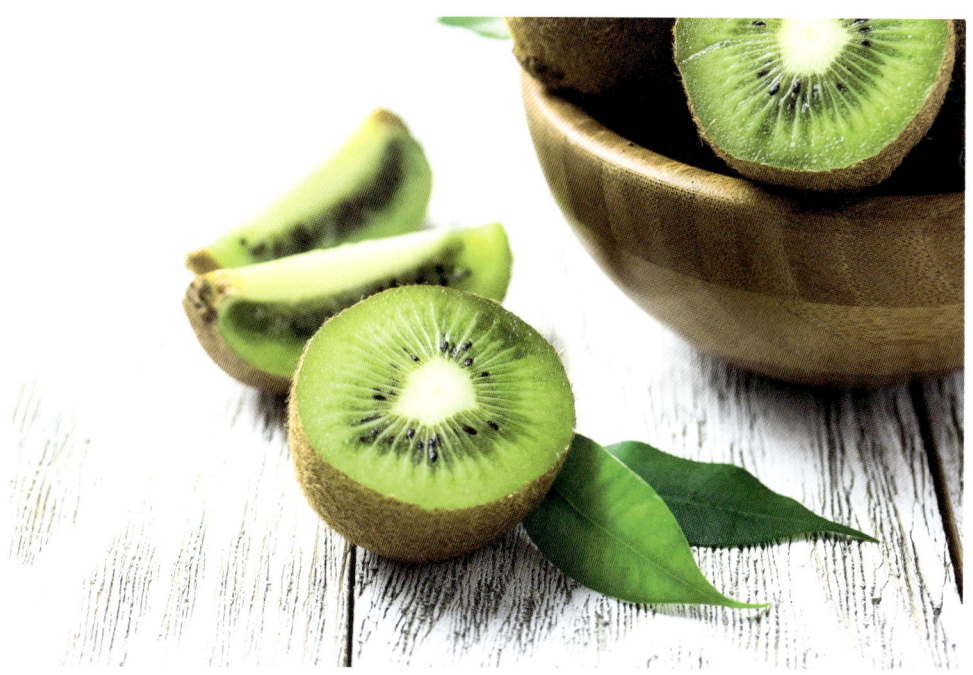

Zubereitung: Die Kiwis werden geschält und in den Entsafter gegeben. Kiwisaft lässt sich gut mit Trauben- und Birnensaft mischen.

Limonen (Limetten) – sauer macht gesund

Limonen sind magenverträglicher und aromatischer als ihre Verwandten, die Zitronen. Trotz des sehr sauren Geschmacks wirken Limonen im Stoffwechsel basisch.
Wirkstoffe: Limonen sind reich an Bioflavonoiden, Kalium und Vitamin C.
Tipp: Trinken Sie täglich den Saft einer halben Limone auf 250 ml Wasser, das erfrischt und regt den Stoffwechsel an.

Mango – der Vitamin-A-Spender

Ihre Heimat hat die Mango in Indien. Sie wird dort auch heute noch in großem Stil angebaut. Diese wertvolle Frucht steht uns das ganze Jahr zur Verfügung.
Wirkstoffe: Mangos gehören zu den Früchten mit dem höchsten Vitamin-A-Gehalt; sie sind säurearm, deshalb gut verträglich und enthalten viele basische Mineralstoffe.
Zubereitung: Mangos eignen sich gut zur Saftherstellung; wegen des feinen Geschmacks wird ihr Saft gerne mit anderen Säften gemischt.

In der ayurvedischen Ernährung spielt die Mango eine wichtige Rolle – nicht ohne Grund, wie die Analyse ihrer Inhaltsstoffe beweist.

Melonen (Wassermelonen) – das Fastenobst
Melonen werden in allen wärmeren Ländern angebaut und sind deshalb beinahe das ganze Jahr über erhältlich.
Wirkstoffe: Melonen sind sehr wasserhaltig, enthalten kaum Kohlenhydrate und sind deshalb äußerst kalorienarm. Sie enthalten viel Vitamin A, Kalzium und Phosphor.
Zubereitung: Für die Saftzubereitung sind Melonen gut geeignet. Wassermelonen schälen, dabei das weiße Fleisch unter der Schale mit entfernen. In passende Stücke schneiden.

Nektarine – reichlich Mineralstoffe
Wahrscheinlich sind Nektarinen durch eine Kreuzung von Pfirsichen und Pflaumen entstanden. Wegen ihres festen, aromatischen Fleisches eignen sie sich zum Entsaften besser als Pfirsiche. Die Hauptsaison für Nektarinen liegt in der Zeit zwischen Juni und September.
Wirkstoffe: Nektarinen sind ein Mineralstoffcocktail aus Eisen, Kalium, Magnesium und Phosphor, hinzu kommen die Vitamine B und C.
Zubereitung: Steine vor dem Entsaften entfernen.
Tipp: Nektarinensaft schmeckt besonders gut, wenn die Früchte vorher leicht gekühlt werden.

Orangen – die Vitaminklassiker
Orangensaft ist aufgrund seines hervorragenden Geschmacks und der wertvollen Inhaltsstoffe äußerst beliebt. Er lässt sich besonders gut mit anderen Fruchtsäften kombinieren.
Wirkstoffe: Orangen sind reich an Vitamin C, Bioflavonoiden, B-Vitaminen, Zink, Selen und Phosphor. Kalium und Magnesium entschlacken den Körper.
Zubereitung: Orangen für den Entsafter schälen und in Stücke schneiden oder mit einer Zitruspresse auspressen.

Papaya – der milde Heiler
Das Ursprungsgebiet der Papaya ist Südamerika. Heute wird sie auch in Afrika und Indien angebaut und ist ganzjährig erhältlich.

DAS FRÜCHTE-LEXIKON

Wirkstoffe: Papayas sind säurearm, daher der süße Geschmack. Neben den zahlreichen Mineralien und Spurenelementen macht der hohe Gehalt an Papain, einem verdauungsfördernden Enzym, die Frucht so wertvoll.
Zubereitung: Papayas der Länge nach halbieren, Kerne ausschaben, die Schale entfernen und das Fruchtfleisch entsaften.

Pfirsich – schmackhafte Mineralien
Wie auch die Aprikose stammt der Pfirsich aus China. Heute sind Italien und Griechenland die Hauptproduzenten; Saison ist zwischen Juni und September.
Wirkstoffe: Pfirsiche sind reich an Kalium und Phosphor.
Zubereitung: Vor dem Entsaften müssen die Steine entfernt werden.
Tipp: Wenn Sie die Früchte vor dem Entsaften kühlen, erhalten Sie einen sehr erfrischenden und durstlöschenden Saft.

Pflaume – Power für die Verdauung
Pflaumen gehören zur großen Familie des Steinobstes. In anderen Ländern ist die Saftherstellung aus Pflaumen weiter verbreitet als bei uns, und dass, obwohl Pflaumensaft eine ideale Kombination aus Mineralien und Vitaminen bietet.
Hauptsaison ist von Juli bis Oktober.
Wirkstoffe: Durch eine ideale Calcium-Phosphor-Verbindung besitzen Pflaumen einen knochenstärkenden Effekt. Pflaumensaft gilt als stark verdauungsfördernd.
Zubereitung: Pflaumen erst nach dem Waschen putzen, vor dem Entsaften entsteinen.

Preiselbeeren – die kleinen Entgifter
Die roten Beeren gedeihen in trockenen Wäldern und auf Heiden. Da die Preise für die frischen Beeren hoch sind, lohnt es sich, sie selbst zu sammeln.
Wirkstoffe: Preiselbeeren enthalten Quirin; Quirin wird in der Leber zu Hippursäure umgewandelt, die bei der Ausscheidung von Giftstoffen eine große Rolle spielt. Preiselbeeren haben außerdem einen heilenden Effekt bei wiederkehrenden Harnwegsinfekten und verfügen über antivirale Eigenschaften,
Zubereitung: Preiselbeeren sind so hart, dass sie für den Rohverzehr nicht geeignet sind. Sie müssen gekocht bzw. dampfentsaftet werden. Der Saft hat einen charakteristisch herben Geschmack und lässt sich gut mit Apfelsaft mischen.
Tipp: Einen Teil der Preiselbeeren können Sie einfrieren, sodass Sie auch im Winter genügend Saft herstellen können. Bei grippalen Infekten hilft ein Glas Preiselbeersaft.

Sanddorn – Hilfe bei Abwehrschwäche

Der Sanddornstrauch mit den leuchtenden orangefarbenen Beeren, eigentlich beheimatet in sandigen Küstenregionen, wächst bei uns in Parks und an Straßenrändern.
Wirkstoffe: Der hohe Vitamin-C-Gehalt des Sanddorns hilft gegen Zahnfleischbluten, Müdigkeit und bei Infektionen.
Zubereitung: Die Beeren können roh nicht verarbeitet werden. Sie müssen einige Minuten gekocht werden; anschließend kann man sie pürieren und durchsieben. Wem die Zubereitung zu aufwendig ist, der erhält hochwertige Sanddornsäfte auch in Reformhäusern oder Bioläden.

Schlehdorn – eine Wohltat für den Darm

Die schwarzblauen Früchte sind im Oktober reif, werden aber erst nach dem ersten Frost geerntet. Sie haben einen charakteristisch herben Geschmack.
Wirkstoffe: Die Beeren des Schlehdorns sind gerbstoffreich und enthalten viel Pektin. Darüber hinaus bieten sie einen wertvollen Mix aus Vitaminen und Mineralstoffen.
Zubereitung: Zum Entsaften von Schlehdornbeeren benötigen Sie einen Dampfentsafter. Die Saftausbeute ist eher gering. Schlehdornsaft gibt es auch im Reformhaus.

Weintrauben – die Nahrung der Götter

Weintrauben wurden schon in der Antike als „Nahrung der Götter" bezeichnet. Für Säfte sind grüne und blaue Weintrauben geeignet.
Wirkstoffe: Traubensaft ist reich an Kalium und Eisen. Er fördert die Ausscheidung von Harnsäure, hat einen reinigenden Effekt und wirkt beruhigend auf das Nervensystem. Wegen des hohen Gehaltes an Traubenzucker sind Weintrauben für Diabetiker nicht geeignet
Zubereitung: Vor dem Entsaften die Trauben vorsichtig in lauwarmem Wasser waschen.
Tipp: Ein Schuss Zitronensaft verfeinert den Geschmack.

Zitronen – die Allroundfrüchte

Zitronen gehören zu unseren wichtigsten Vitamin-C-Lieferanten und sind das ganze Jahr bei uns erhältlich.
Wirkstoffe: Zitronen sind reich an Vitamin C, Bioflavonoiden, Eisen, Magnesium und Schwefel. Die Wirkstoffe der Zitrone tragen zur Entschlackung des Körpers bei.
Zubereitung: Für den Entsafter entfernen Sie zunächst die Schale, oder Sie pressen die Früchte mit einer Zitruspresse aus.

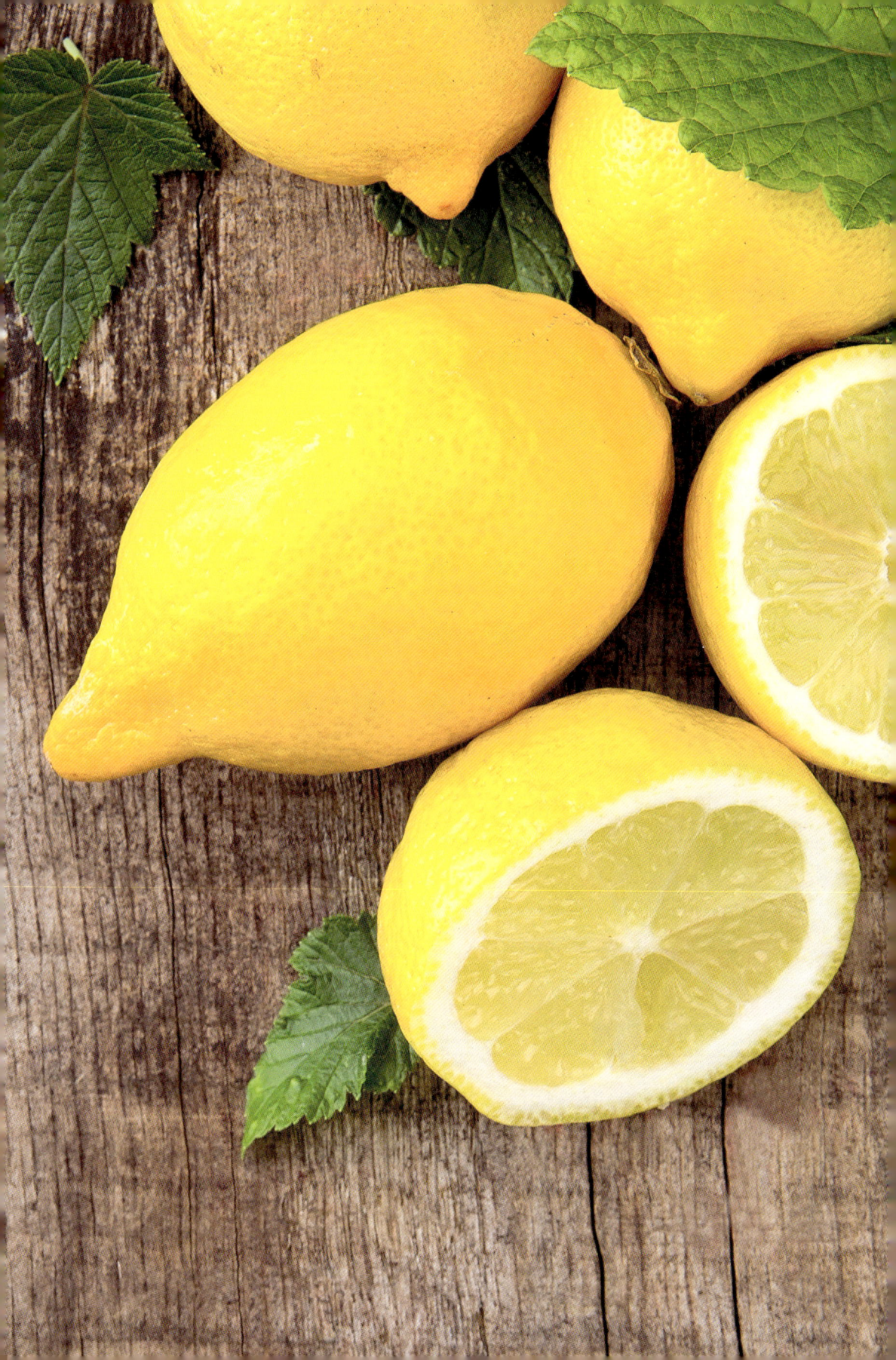

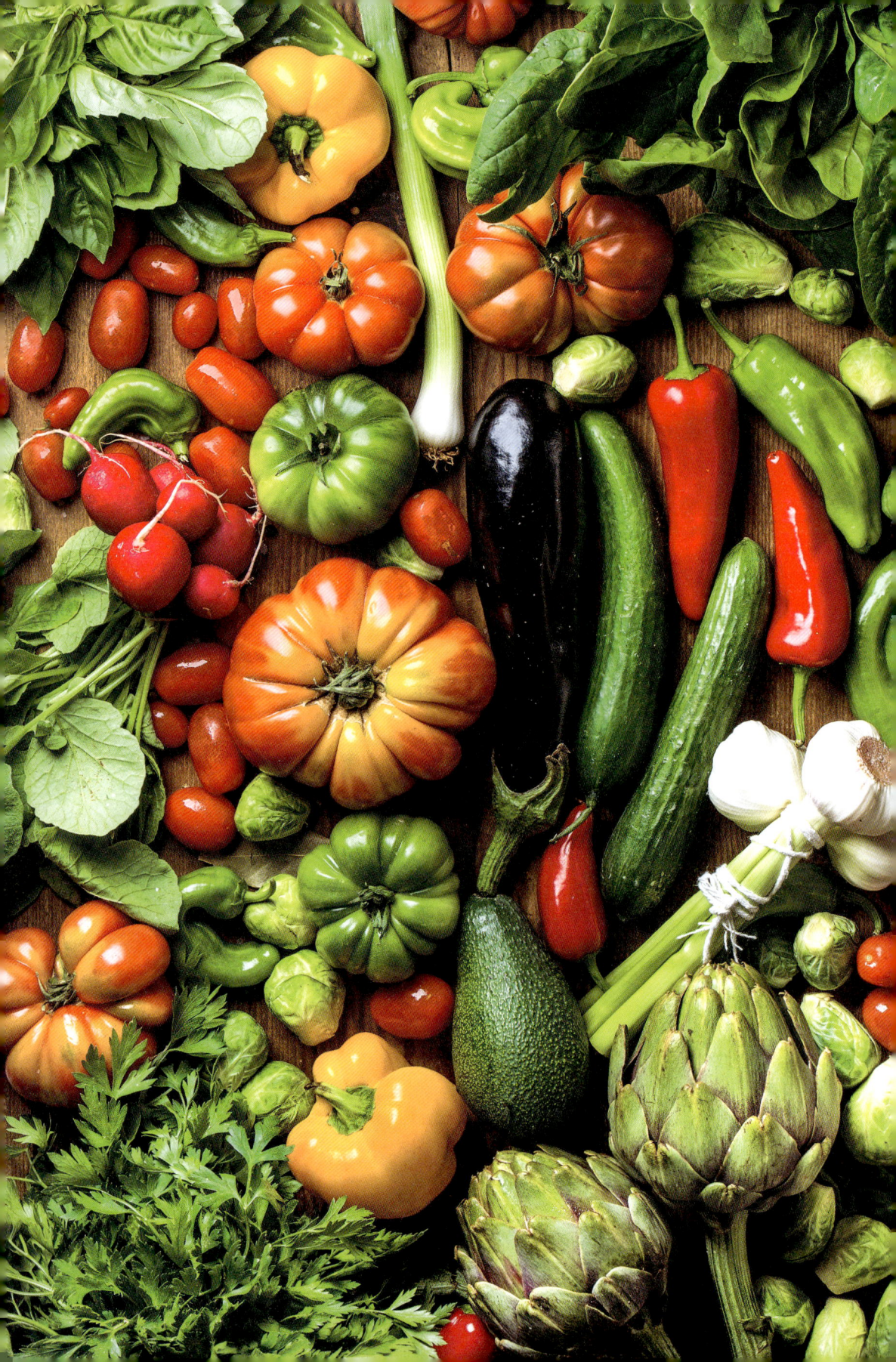

Das Gemüse-Lexikon

Egal, welches Gemüse Sie persönlich bevorzugen, alle Gemüsesorten sind äußerst reich an Vitaminen, Nähr- und Mineralstoffen und enthalten wenig Fett und Kohlenhydrate – kurz gesagt: Gemüse ist sehr gesund. Gemüsesäfte – das „flüssige Gemüse" – sind ideale und wertvolle Bestandteile einer ausgewogenen Ernährung. In Form von erfrischenden und raffinierten Gesundheitscocktails lassen sich Vitalstoffe in schmack- und kraftvoller Form zu sich nehmen.
Tipp: Frisch gehackte Gartenkräuter verleihen Gemüsesäften zusätzliche Basen und werten sie durch ihre vielen Vitalstoffe auf.

Artischocke – weckt Begehren

Bereits im 18. Jahrhundert erkannte man die besondere Wirkung der Artischocke bei Leber- und Gallenleiden.

Wirkstoffe: Der ungewöhnlich hohe Anteil an Bitterstoffen hilft der Leber bei ihrer entgiftenden Arbeit. Die Wirkstoffe der Artischocke lindern Rheuma und Gicht. Weitere Anwendungsgebiete: Arterienverkalkung, Cellulite, Fettstoffwechselstörungen (Artischocken wirken cholesterinsenkend), Gicht, Rheuma und Verdauungsstörungen. Auch eine luststeigernde Wirkung wird der Pflanze nachgesagt.

In Frankreich ist die Artischocke besonders beliebt, auch in Form des Artischockenschnapses „Cynar" als Aperitif. Doch natürlich geht es auch ohne Alkohol: Nehmen Sie jeden Tag 2 EL Artischockensaft, verdünnt in Wasser oder Buttermilch, das beugt den oben genannten Krankheiten vor und regt darüber hinaus die Blutbildung an. Kurmäßig durchführen, im Frühjahr und Herbst.

> **Bitterstoffe**
>
> Alle Säfte, die Bitterstoffe enthalten, sollten Sie jeweils eine halbe Stunde vor den Mahlzeiten einnehmen, damit sie ihre Wirkung optimal entfalten können.

Fenchel – mit wertvollen ätherischen Ölen

Der Fenchel stammt aus Asien und wurde bereits von den Ägyptern als Heilpflanze eingesetzt. Als Saft hat Fenchel ein sehr feines Aroma, das andere Gemüsesäfte aufwertet.

Wirkstoffe: Fenchel beinhaltet ätherische Öle, die Magen und Darm schützen und bei Erkältungen, Husten und Bronchitis helfen.

Fenchel enthält außerdem reichlich basische Vitalstoffe wie Kalzium, Eisen und alle wichtigen Vitamine. Bekannt ist der Fenchel durch seine blähungstreibende Wirkung.

Zubereitung: Nach dem Waschen den Wurzelansatz abschneiden, Knolle achteln und entsaften. Fenchelgrün über den Saft streuen.

Gurke – zur basischen Entschlackung

Der stark basische Gurkensaft regt die Nierentätigkeit an und fördert die Ausschwemmung von Giftstoffen. Geschätzt wird er auch als Mittel zur Hautreinigung.

Wirkstoffe: Gurken haben einen sehr hohen Wasser- und Mineralstoffgehalt und einen niedrigen Kaloriengehalt, was sie für Saftkuren bei Übergewicht besonders

geeignet macht. Gurken entwässern, entgiften und reinigen. Sie machen von außen und von innen schön und gesund.
Zubereitung: Bei Gurken aus biologischem Anbau brauchen Sie die Schale nicht zu entfernen. Die Saftausbeute ist sehr ergiebig. Gegen den etwas langweiligen Geschmack bieten sich Cocktails mit anderen Gemüsesäften oder Kräutern, z. B. Dill, an.

Karotte (Möhre) – das sanfte Schönheitsmittel
Karottensaft gehört zu den mildesten Säften und wird bei der Ernährung von Kleinkindern und Kranken sehr geschätzt. Karotten regulieren die Darmpassage und verbessern die Stuhlkonsistenz. Angenehmer Nebeneffekt: Der Saft wirkt Verstopfung (Obstipation) entgegen.
Wirkstoffe: Die Karotte hat von allen Gemüsearten den höchsten Carotingehalt (Vorstufe von Vitamin A) und ist das Mittel schlechthin für schöne Haut und Haare. Zudem enthält sie Folsäure für den Stoffwechsel und wirkt basenbildend.
Zubereitung: Karotten aus biologischem Anbau nur waschen, nicht schälen.

Kartoffel – die tolle Knolle
Im 17. Jahrhundert gelangte die Kartoffel aus Südamerika nach Europa. Friedrich der Große bemühte sich mit allerlei Dekreten, die Knolle bei uns einzuführen. Das

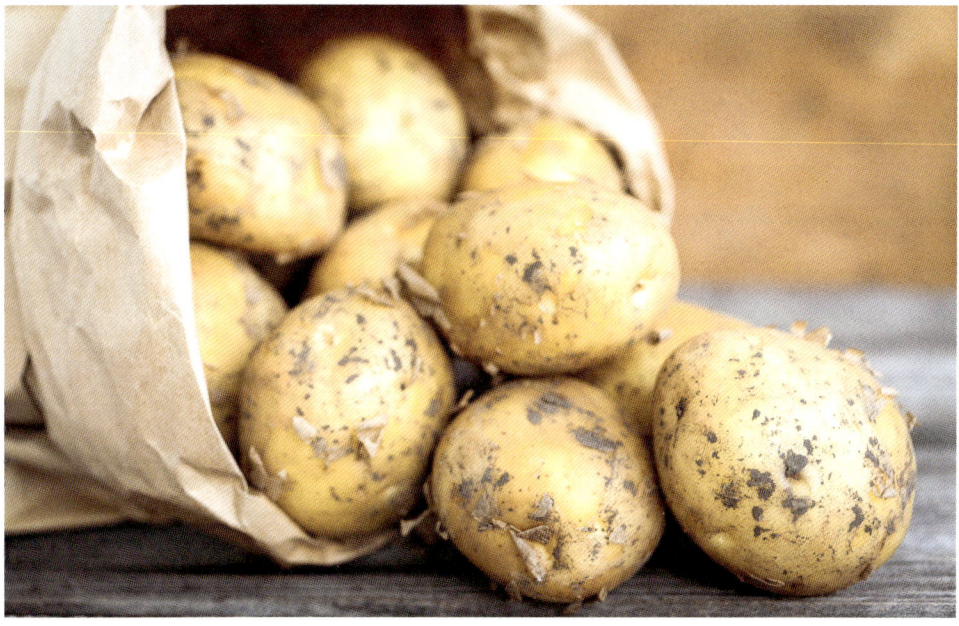

Misstrauen war allerdings groß. Heute ist sie aus unseren Küchen, ob gekocht oder gebraten, nicht mehr wegzudenken. Die Kartoffel enthält ein ausgewogenes Verhältnis wichtiger Vitalstoffe.
Wirkstoffe: Die Heilwirkung des basischen Kartoffelsaftes ist wenig bekannt. Rohe Kartoffeln enthalten hochwertiges Pflanzeneiweiß, viel Kalium, Silizium, Magnesium sowie Vitamin C und B_1, und sie sind beinahe fettfrei. Schleimstoffe in der Kartoffel legen sich wie ein Schutzfilm über die kranke Schleimhaut von Magen und Darm. Zur Vorbeugung sollten Sie täglich den Saft einer rohen mittelgroßen Kartoffel trinken.
Zubereitung: Kartoffeln dünn schälen, grüne Stellen komplett ausschneiden, in Stücke schneiden und in den Entsafter geben.
Tipp: Zur Geschmacksverbesserung können Sie etwas Karottensaft oder Petersilie hinzufügen.

Knoblauch – schützt Gefäße
Knoblauch ist eine uralte Heilpflanze, die durch ihren Wirkstoff Allicin den Cholesterinspiegel senkt und der Gefäßverkalkung vorbeugt.
Wirkstoffe: Besonders geschätzt in der Heilkunde sind die antibiotischen und antimykotischen Eigenschaften des Knoblauchs. Der wilden Knolle sagt man darüber hinaus potenzstärkende Eigenschaften nach.
Zubereitung: Eine Knoblauchkur mit zweimal täglich einem Esslöffel Knoblauchsaft über mehrere Wochen „desinfiziert" den Darm und die Atemwege. Alternative: Regelmäßig eine Wochenendkur mit Knoblauch, dabei diesen z. B. fein gehackt auf Brot essen.
Tipp: Stört Sie der Geruch? Milch oder Petersilie mildern die „Knoblauchfahne".

Kohl (Weißkohl) – mit dem Anti-Ulkus-Faktor
Amerikanische Wissenschaftler entdeckten im Kohl einen Stoff, den sie wegen seiner heilsamen Wirkung auf Magen und Darmgeschwüre „Anti-Ulkus-Faktor" nannten. (Ulkus = Geschwür). Bei einer Studie verschwanden die Darmgeschwüre der Patienten allein durch Einnahme des Kohlsaftes nach wenigen Wochen spurlos.
Zubereitung: Die äußeren, oft unansehnlichen Blätter entfernen und mehrere Kohlblätter zusammengerollt in den Entsafter geben. Der Strunk braucht nicht ausgeschnitten zu werden.
Zur Vorbeugung von Magen-Darm-Geschwüren und zur Schleimhautpflege genügen regelmäßige Kuren mit einem Viertel Liter Kohlsaft pro Tag. Bei Geschwüren sind

dagegen größere Trinkmengen nötig. Derartige Therapien sollten Sie jedoch nur in Absprache mit dem Arzt durchführen.

Paprika – die Vitamin-C-Bombe
Die Paprika hat nicht nur einen vorzüglichen Geschmack, sondern auch zahlreiche wertvolle Inhaltsstoffe.
Wirkstoffe: Der Vitamin-C-Gehalt der bunten Schote ist um ein Vielfaches höher als der einer Zitrone. Paprikaschoten sind reich an den Vitaminen A und B, an Pantothensäure sowie vielen basischen Mineralstoffen.
Zubereitung: Nach dem Waschen halbieren Sie die Schote, entfernen die Kerne, schneiden sie in Stücke und geben diese in den Entsafter.

Rettich – stärkt Leber und Galle
Der Rettich gehört zu den ältesten Kulturpflanzen der Erde und ist ganzjährig erhältlich. Es gibt eine Vielzahl von Retticharten in verschiedensten Formen und Farben. Schwefelhaltige Senföle und Bitterstoffe im Rettich regen die Gallenproduktion in der Leber an und damit die Ausleitung von Giftstoffen und Stoffwechselendprodukten.
Wirkstoffe: Rettichsaft ist reich an Provitamin A, Eisen, Kalium, Kalzium und Phosphor sowie Vitamin B und C. Seine ätherischen Öle fördern nicht nur den Gallefluss, sie verhindern auch die Bildung von Gallensteinen und unterstützen die Leber bei ihrer Entgiftungsfunktion.
Zubereitung: Blätter und Wurzel abschneiden, Rettich unter fließendem Wasser abbürsten. Nur der schwarze Winterrettich muss geschält werden.

Rote Bete – der Blutsaft
In alten Schriften wird die Rote Bete oft wegen der Heilwirkung ihres „Blutsaftes" erwähnt.
Wirkstoffe: Rote Bete liefert viele Krebsschutzstoffe. Das Spurenelement Eisen fördert die Bildung der roten Blutkörperchen. Doch die roten Knollen haben es auch sonst in sich. Der spezielle Eiweißbaustein Betain sorgt für eine Entgiftung der Leber und unterstützt die Leber beim Fettabbau. Rote Bete enthält außerdem viel Betanin, das das Wachstum von Viren und Bakterien hemmt. Der Rote-Bete-Saft ist mild, hat ein erdiges Aroma und ist sehr verträglich.
Zubereitung: Möglichst junge Knollen verwenden, am besten aus biologischem Anbau. Unter fließendem Wasser gründlich mit einer harten Bürste säubern, in Stücke schneiden und in den Entsafter geben.

Tipp: Beim Schneiden der Roten Bete Küchenhandschuhe tragen; dies verhindert das Verfärben der Finger mit dem roten Farbstoff, der nur schwer zu entfernen ist.

Sauerkraut – eine Wohltat für den Darm

Sauerkraut ist alles andere als ein typisch deutsches Gericht: Schon vor 6000 Jahren war das Gemüse in China bekannt – beim Bau der Chinesischen Mauer beispielsweise bekamen die Arbeiter Sauerkraut zu essen. Die heilsame Wirkung der Milchsäure im Sauerkraut gegen Magen- und Darminfektionen ist seit Jahrhunderten bekannt. Auf Schiffen und bei Weltumsegelungen gehörten Sauerkrautfässer zur Grundausstattung, dank des hohen Vitamin-C-Gehaltes konnten sich die Seeleute so vor der Mangelkrankheit Skorbut schützen.

Wirkstoffe: Sauerkraut ist reich an Vitamin C, es besitzt einen hohen Mineralgehalt und Nährwert. Die rechtsdrehende L(+)-Milchsäure im Sauerkraut aktiviert zudem die Bauchspeicheldrüse. Wegen seines geringen Kaloriengehalts ist Sauerkraut damit auch für Diabetiker gut geeignet. Im Sauerkrautsaft findet sich außerdem Cholin, eine Substanz, die blutdrucksenkend wirkt und bei der Fettverdauung von Leber und Galle eine wichtige Rolle spielt. Seit Urzeiten setzt man Sauerkrautsaft zur Reinigung des Darmes ein. Zahlreiche Frühjahrskuren basieren auf dieser Heilwirkung.

Tipp: Milchsauer vergorene Lebensmittel wie Sauerkraut bieten sich besonders für Vegetarier und Veganer an, um ihren Vitamin B_{12}-Bedarf besser abzudecken.

Die heilsame Wirkung der Milchsäure

Milchsäurebakterien leisten eine großartige Arbeit: Sie bremsen nicht nur das Wachstum von Krankheitserregern, sondern helfen auch beim Aufbau einer gesunden Darmflora (Mikrobiom).

Die Milchsäuregärung ist eine wichtige Konservierungsmethode, bei der die wertvollen Inhaltsstoffe weitgehend erhalten bleiben. Am häufigsten wird auf diese Art Weißkohl in Form von Sauerkraut haltbar gemacht. Dabei eignen sich viele weitere Gemüsearten für diese Form der Konservierung: Bohnen, Gurken, Kürbis, Chinakohl (Kimchi), Zucchini, Karotten und andere Wurzelgemüse.

Im Gemüse bildet sich Milchsäure durch die Tätigkeit von Bakterien, die Kohlenhydrate durch Gärung, d. h. ohne Sauerstoff, abbauen und in Milch-

DAS GEMÜSE-LEXIKON

> säure umwandeln. Milchsäureprodukte haben eine Universalwirkung auf den Säuregehalt des Magens: Bei Säuremangel regen sie die Produktion an, bei einem Überschuss wirken sie hemmend. Milchsäure hat zudem die Eigenschaft, Eiweiß in der Nahrung besser abzuspalten und dem Körper leichter verfügbar zu machen. Auch Eisen wird durch die Wirkung der Milchsäure besser aufgenommen. Milchsaure Gemüsesäfte wirken nicht säurebildend im Organismus, sondern wirken als Basen ausgleichend auf den pH-Wert.

Fermentieren: Sauerkraut einfach selbst gemacht:
Zwei bis drei Kilogramm fein gehobelten Weißkohl abwechselnd mit ca. sechs bis acht Esslöffeln Meersalz in einem Steintopf einstampfen. Das Kraut wird mit einem Leinentuch abgedeckt und mit einem Holzbrett beschwert. Zur Geschmacksverbesserung fügen Sie Apfelscheiben, Zitronensaft und Gewürze wie Kümmel und Wacholderbeeren hinzu. Das Gären an einem dunklen und kühlen Platz dauert etwa drei bis sechs Wochen. Kontrollieren Sie in regelmäßigen Abständen, ob die Oberfläche von ausreichend Flüssigkeit bedeckt und damit vor Sauerstoff geschützt ist; bei Bedarf etwas Salzwasser oder Weißwein aufgießen. Das Sauerkraut nach der Reife ausdrücken, den Saft auffangen und trinken. Später jeden Tag einige Esslöffel Sauerkrautsaft frisch auspressen.

Sellerie – nicht nur der Liebe wegen

Schon in Homers „Odyssee" benutzte eine Nymphe namens Kalypso die Sellerie als Grundlage für ihren Zaubertrank. Das Gemüse gilt bis heute als Potenzmittel und Aphrodisiakum. Bewiesen ist hingegen die Wirkung als basischer Entschlackungs- und Entgiftungssaft. Man unterscheidet Knollensellerie und Staudensellerie (auch Stangen- oder Bleichsellerie genannt).
Wirkstoffe: Sellerie ist reich an Kalzium, Eisen und den Vitaminen A, B, C und E. Die ätherischen Öle regen den Stoffwechsel an. Sellerie enthält als einziges Gemüse alle Vitamine aus der B-Gruppe. Das macht ihn zu einem wertvollen Mittel für den Stoffwechsel.
Zubereitung: Sellerieknolle unter fließendem Wasser mit einer harten Bürste reinigen und erst dann die Wurzeln und vorhandenes Blattgrün abschneiden. Junge Sellerieblätter eignen sich als Gewürz für Gemüsesäfte.
Stangensellerie waschen und in kleinere Stücke schneiden, um die langen Fasern zu durchtrennen.

Selleriesaft gilt als sehr gesund, schmeckt pur allerdings intensiv. Er harmoniert mit Gurke, Apfel, Ananas und Orangen sowie Ingwer.
Blitz-Rezeptkombination für einen Frischekick: 2 Stangen Staudensellerie, 2 Äpfel, ½ Gurke, ein daumengroßes Stück Ingwer.
Zutaten waschen, in Stücke schneiden und in den Entsafter geben. Nach Belieben einen Schuss Zitronensaft dazugeben.

Spargel – aphrodisische Nebenwirkungen
Spargel entschlackt und entwässert den Organismus aufgrund seiner Asparagin-Säure. Er unterstützt die Leber-, Nieren- und Lungenfunktion und regt den Stoffwechsel an. Erfreuliche Nebenwirkung: Als Potenzmittel und Aphrodisiakum wird der Spargel noch heute geschätzt.
Wirkstoffe: Spargel enthält einen hohen Anteil an Wasser und Mineralstoffen und ist sehr kalorienarm. Zudem ist Spargel reich an Kalzium, Kalium, Eisen, Phosphor und den Vitaminen A, B und C.
Zubereitung: Endstücke abschneiden, Spargel von unterhalb der Spitze bis zum Ende mit einem Sparschäler schälen. In ein feuchtes Tuch eingewickelt ist der Spargel ein bis zwei Tage im Kühlschrank haltbar.

Spinat – kräftigt das Blut
Spinat wird nicht nur in der Kleinkindernährung sehr geschätzt, sondern auch in der vegetarischen Küche und selbst in Gourmetrestaurants.
Wirkstoffe: Spinat hat zwar nicht den hohen Eisengehalt, der ihm immer wieder angedichtet wird, er verfügt aber über einige weniger bekannt Pluspunkte: Er enthält die ideale Mischung der Stoffe, die für die Blutbildung benötigt werden, er vermindert außerdem durch reichlich Carotinoide das Krebsrisiko. Das Spinatsekretin ist eine Wohltat für die Bauchspeicheldrüse.
Zubereitung: Blattspinat sollten Sie am besten tagfrisch kaufen, gründlich waschen und mehrere Blätter zusammengerollt in den Entsafter geben. Besonders Babyspinat ist sehr mild und von feinem Geschmack.
Tipp: Bei einer Verdauungsschwäche durch Enzymmangel kann Spinatsaft Abhilfe schaffen. Täglich eine halbe Stunde vor den Mahlzeiten zwei Esslöffel des Saftes einnehmen.

DAS GEMÜSE-LEXIKON

Tomate – der Saftklassiker
Kolumbus war es, der die Tomate von Amerika mit nach Europa brachte und bei uns kultivierte. Sie ist das ganze Jahr über erhältlich und sehr gut zur Saftherstellung geeignet.
Wirkstoffe: Tomaten enthalten einen hohen Anteil an allen Vitaminen, besonders A und C; sie sind reich an Eisen, Magnesium, Kalzium und Kalium.
Zubereitung: Blattgrün und grün gefärbtes Fruchtfleisch entfernen. Die Tomate zerkleinert in den Entsafter geben. Nur sehr gut gereifte Tomaten verwenden.

Zucchini – der basische Allrounder
Die mit dem Kürbis verwandten Zucchinis haben einen ausgeprägten Basencharakter und sind sehr vielfältig kombinierbar, weil sie wenig Eigengeschmack besitzen. Geschätzt wird ihr niedriger Kaloriengehalt.
Wirkstoffe: Das Gemüse ist reich an wertvollen Vitaminen (Vitamin B_6, Vitamin K) und Mineralstoffen wie Eisen, Magnesium und Kalium.
Zubereitung: Zucchini gründlich waschen, dann kann die Schale mit entsaftet werden.

Zwiebel – gut für Herz und Gefäße
Die aus unserer Küche nicht mehr wegzudenkende Zwiebel hat neben ihren Geschmacksqualitäten auch heilende Eigenschaften. Sie wirkt antibakteriell, schleimlösend, auswurffördernd, verdauungsfördernd und kann den Blutzucker- und Cholesterinspiegel günstig beeinflussen.
Wirkstoffe: Zwiebeln enthalten einen hohen Anteil an Zink, Schwefel, Fluor und Kalium sowie eine hohe Konzentration der Vitamine A, B, C und E. Diese Wirkstoffe machen die Zwiebel zu einem wertvollen Gemüse. Die in ihr enthaltenen ätherischen Öle wirken vorbeugend bei Erkältungskrankheiten. Der Geschmack lässt sich durch etwas Bienenhonig stark abmildern.
Äußerlich: der heilsame Ohrenwickel:
Äußerlich angewendet hilft die Zwiebel bei Ohrenschmerzen, Insektenstichen und als Wickel bei Halsschmerzen.
Für die äußere Anwendung eine Zwiebel schälen, klein schneiden und quetschen, um die ätherischen Öle freizusetzen, in ein Tuch packen und auf das betroffene Ohr legen. Zusätzlich bei Bedarf mit einem Stirnband fixieren.

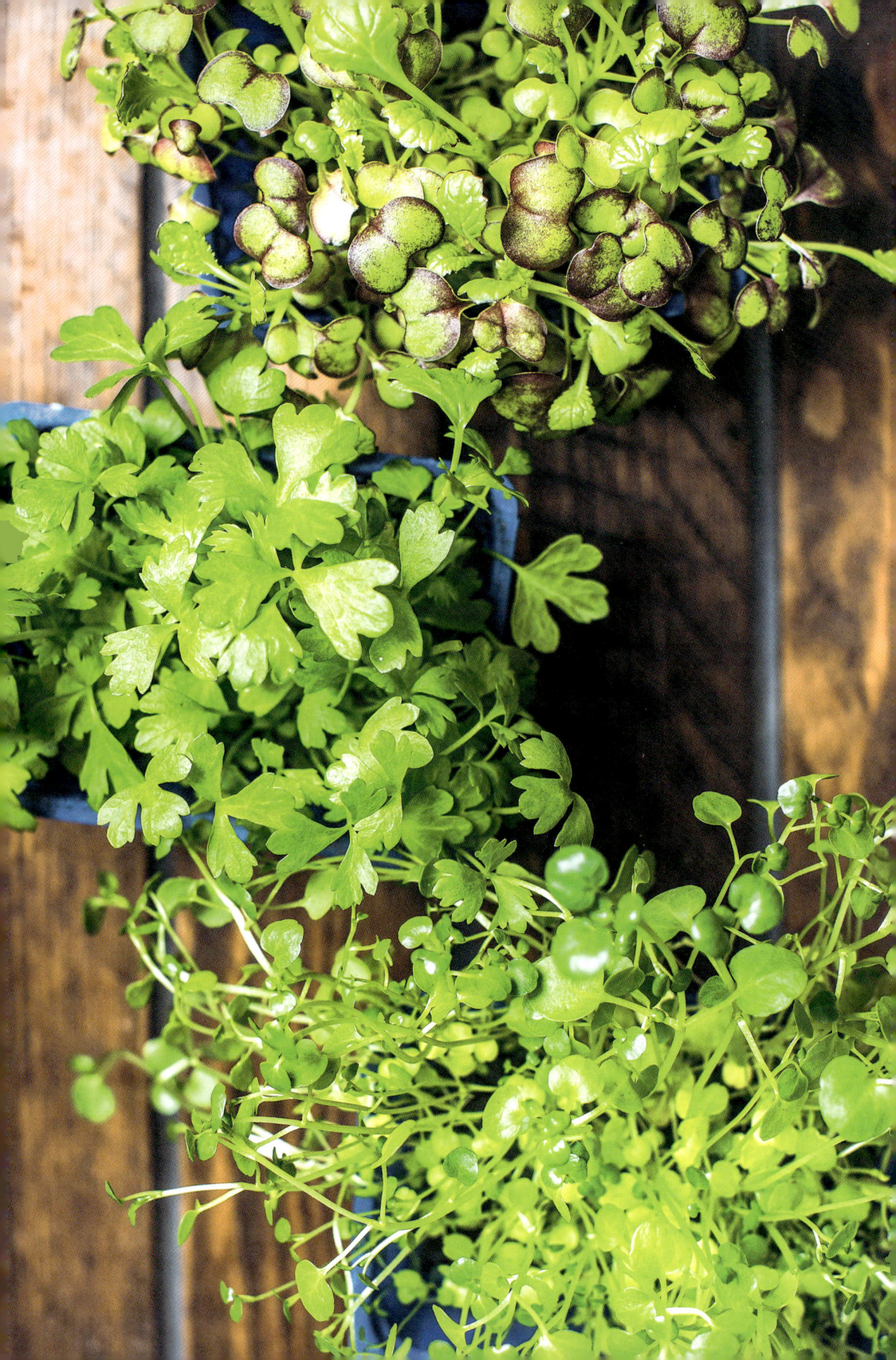

Das Lexikon der Wildkräuter- und Wildgemüse

„Der Herr lässt die Kräuter wachsen, und ein Vernünftiger verachtet sie nicht", wusste schon der berühmte Arzt Paracelsus vor beinahe 500 Jahren. Im Brauchtum und in der Volksmedizin haben Wildkräuter und -gemüse eine lange Tradition. Es handelt sich dabei um eine Medizin, die wenig kostet, da die Pflanzen – taufrisch – selbst gesammelt werden können, beispielsweise in Verbindung mit einem schönen Spaziergang. In Papier eingeschlagen und mit etwas Wasser eingesprengt, halten sich die Wildkräuter an einem kühlen Ort mehrere Tage. Aber Achtung: Sammeln Sie nur Pflanzen, die abseits von Autoabgasen wachsen und frei sind von landwirtschaftlichen Düngemitteln. Die meisten der hier angegebenen Pflanzensäfte können auch gebrauchsfertig in der Apotheke oder im Reformhaus gekauft werden. Während man Obst- und Gemüsesäfte glasweise trinkt, sieht die Sache bei Heilpflanzen anders aus: Meist reicht schon dreimal täglich ein Esslöffel voll, um eine gesundheitsfördernde Wirkung zu erzielen.
Tipp: Zur Geschmacksverbesserung die grünen Säfte mit etwas Wasser oder Buttermilch vermischen.

Baldrian – vertreibt Nervosität
Heilwirkung: Baldrian gehört zu den wirksamsten Heilmitteln gegen alle nervösen Beschwerden; er wirkt beruhigend und entkrampfend. Die klassischen Anwendungsgebiete sind: Schlafstörungen, Unruhe, nervöse Herzbeschwerden, Angstgefühle und nervöse Reizbarkeit.
Zubereitung: Verwendet wird vor allem die Wurzel, die im September und Oktober geerntet wird. Baldriansaft sollte man wegen der aufwendigen und mühsamen Herstellung am besten gebrauchsfertig im Reformhaus oder in der Apotheke kaufen.

Bärlauch – der Waldknoblauch
Bärlauch, auch als wilder Knoblauch oder Waldknoblauch bezeichnet, besitzt antibakterielle, blutreinigende und darmregulierende Eigenschaften. Verwendet wird das frische, blühende Kraut. Bärlauch wird, ähnlich wie der mit ihm verwandte Knoblauch, zur Vorbeugung und Behandlung von Gefäßerkrankungen eingesetzt. Auch bei Wurmleiden ist Bärlauch ein hilfreiches Mittel.

Birke – aktiviert den Stoffwechsel
Heilwirkung: Der Saft aus Birkenblättern wirkt harntreibend und blutreinigend, und ist deshalb besonders für Rheuma- und Gichtkranke geeignet. Weitere Anwendungsgebiete sind Blasen- und Nierenbeschwerden; außerdem wird Birkensaft äußerlich bei Hautkrankheiten und Haarproblemen verwendet.
Geerntet werden die jungen Blätter zu Beginn des Frühjahrs, denn in dieser Zeit enthalten sie die meisten Wirkstoffe.

Die Brennnessel – das gesunde Wildkraut
Noch heute ist die Brennnessel ein verkanntes Wildkraut, dessen Heilwirkung weitgehend in Vergessenheit geraten ist. Dabei ist die Brennnessel nicht nur ein ausgezeichnetes Blutreinigungsmittel, sondern hilft auch bei Erkrankungen der Nieren und Harnwege. In vielen Pflanzenbüchern wird außerdem von einer Anregung der Bauchspeicheldrüse berichtet. Die Brennnessel enthält viele Mineralstoffe wie Eisen, Kalium, Kieselsäure, Mangan sowie die Vitamine A und C.
Die Heilpflanze gedeiht recht anspruchslos und wächst besonders stark auf überdüngten Böden, in Gärten, auf Schutthalden, an Zäunen, Hecken und Mauern. Vorzugsweise werden die Blätter von jungen, blühenden Pflanzen gesammelt, manchmal auch das ganze Kraut.

Brennnesselsaft eignet sich besonders für Frühjahrskuren, dadurch wird die sprichwörtliche Frühjahrsmüdigkeit vertrieben.
Der Saft sollte sofort nach dem Pressen getrunken werden, da er ungekühlt bei längerem Stehen zu gären beginnt. Im Kühlschrank ist er kurze Zeit lagerfähig.
Als Kur jeden Tag zwei Esslöffel Brennnesselsaft über einen Zeitraum von drei Wochen trinken.
Tipp: Ernten Sie Brennnesseln wegen der hautreizenden Stoffe am besten mit Handschuhen.

Brunnenkresse – der Jodlieferant
Brunnenkresse enthält die wertvollen Vitamine A und C; außerdem Kalzium, Eisen und Jod. Das Kraut wirkt verdauungsfördernd, schleimlösend, stoffwechselanregend und blutreinigend. Anwendungsgebiete sind Schwächezustände, Stoffwechselstörungen, Hautkrankheiten, Rheuma, Gicht, Leber-, Galle-, Magen-, Darmleiden sowie Erkrankungen der Atemwege.

Johanniskraut – das Sonnenkraut
Johanniskraut ist ein pflanzliches Antidepressivum und kann bei Nervosität, leichten und mittelschweren Depressionen synthetische Medikamente durchaus ersetzen. Aber es kann noch viel mehr! Geschätzt werden bei äußerlicher Anwendung auch seine wundheilenden, entzündungshemmenden und schmerzlindernden Eigenschaften.
Hinweis: In seltenen Fällen macht Johanniskraut lichtempfindlich. Für die Zeit der Einnahme sollte man daher vorsichtshalber die pralle Sonne meiden.
Am Johannistag (24. Juni) geerntetes Johanniskraut soll eine besonders starke Heilkraft entfalten. In der germanischen Mythologie ist Johanniskraut die heilige Blume des Lichtgottes Baldur.

Kamille – die bekannte Heilpflanze
Die Kamille wächst wild an Feldwegen, Wegrändern und Gärten und der beträchtliche Gehalt an ätherischen Ölen macht sie zu einer Heilpflanze erster Ordnung.
Heilwirkung: Kamille wirkt entspannend und entzündungshemmend, sie beruhigt Magen und Darm. Als Saft oder starker Tee ist die Kamille eine gute Hilfe für eine geschädigte Darmflora.
Wer sie selbst sammeln möchte, muss den Unterschied der echten Kamille zur Hundskamille kennen, mit der sie leicht zu verwechseln ist: Die echte Kamille hat einen angenehmen, aromatischen Geruch, den die Hundskamille nicht besitzt. Die

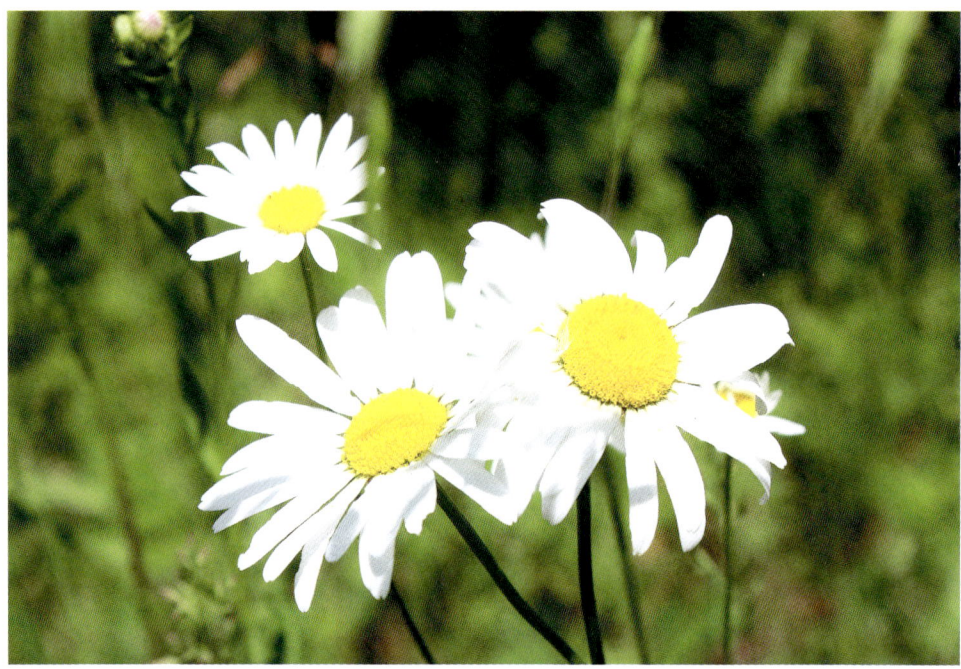

echte Kamille hat außerdem eine kegelförmige Vorwölbung der Blütenköpfchen, die innen hohl sind.

Erntezeit ist von Mai bis September. Als besonders heilkräftig gelten am Johannistag (24. Juni) gesammelte Pflanzen.

Löwenzahn – der Universalentgifter

Aus alten Quellen ist bekannt, dass Löwenzahn als Heilmittel in der Antike großes Ansehen genoss. Löwenzahn wird zur Blutreinigung, zur Anregung des Stoffwechsels, als Leber-Galle-Tonikum und zur Stärkung der Abwehrkräfte eingesetzt. Diese Vielfalt ist nicht verwunderlich, verfügt der Löwenzahn doch über eine große Menge an Heilstoffen. Reichlich vorhanden sind Mineralien und Spurenelemente wie Eisen, Kieselsäure, Mangan, Magnesium und Kalium.

Die jungen Blätter im Frühling sind besonders heilsam und für eine Frühjahrs-Stoffwechselkur hervorragend geeignet.

Melisse (Zitronenmelisse) – in jedem Klostergarten zu finden

Die Melisse gehört zu unseren ältesten Heilpflanzen. Schon Karl der Große hatte angeordnet, dass die Pflanze in jedem Klostergarten anzubauen sei. Man nennt sie auch Zitronenmelisse, weil beim Zerreiben der frischen Blätter ein zitronenähnlicher Geruch frei wird. Die Melisse hat aufgrund ihrer ätherischen Öle eine milde beruhigende Wirkung auf den Magen und Nerven. Sie enthält zahlreiche basische Mineralstoffe. Wegen des frischen Aromas eignet sich Melisse zur geschmacklichen Aufwertung von Obst- und Gemüsesäften. „Melisse tröstet das Herz und vertreibt die Melancholie und Traurigkeit." (The Herbal, 1633)

Sauerampfer – eine Delikatesse

Seit der Antike ist der Sauerampfer als heilkräftige Arznei und aromatisches Gemüse bekannt. In der ländlichen Küche hat er eine lange Tradition, mittlerweile wird er auch in der gehobenen Küche als Leckerbissen erkannt, der sogar in Feinschmeckerrestaurants angeboten wird.

Sauerampfer blüht zweimal im Jahr, die beste Sammelzeit ist von April bis Mitte Oktober. Sauerampfer wächst bevorzugt auf sumpfigem Untergrund, auf feuchten Wiesen, an Wegrändern und Wassergräben.

Heilwirkung: Sauerampfer ist reich an Kieselsäure und Kalzium, auch abwehrstärkendes Vitamin C und blutbildendes Eisen stecken in der Pflanze. Sauerampfer wirkt außerdem blutreinigend und wird bei Hauterkrankungen eingesetzt. Wegen des hohen Gehalts an Oxalsäure ist Sauerampfer bei empfindlichem Magen, bei Nierenerkrankungen und Zuckerkrankheit nicht bekömmlich. Sauerampfer sollten Sie nicht über längere Zeit und nicht in größeren Mengen einnehmen.

Schafgarbe – krampflösende Eigenschaften

Die Schafgarbe ist ein heilsames Kraut, das bei uns sehr verbreitet ist und überall auf trockenen Wiesen und an Ackerrändern wächst. Schafgarbensaft wird eingesetzt bei Verdauungsbeschwerden, Kreislauf- und Durchblutungsstörungen, Frauenleiden, Gallen- und Venenleiden. Die Schafgarbe wirkt kräftigend auf die Blutgefäße und verbessert die Durchblutung. Verwendet wird das ganze Kraut. Der Saft wird kurmäßig über mehrere Wochen eingenommen.

Ein Aufguss aus Schafgarbe und Lavendel kann gegen Akne gute Dienste leisten. Einfach die warmen Dämpfe auf das Gesicht wirken lassen.

Spitzwegerich – befreit von Husten

Der Spitzwegerich gehört zu den häufigsten Pflanzen in unserem Kulturkreis. Er wächst auf trockenen Wiesen und fast an allen Wegrändern und ist daher leicht zu sammeln.

Heilwirkung: Spitzwegerich ist reich an Kieselsäure und Vitamin C. Als Hustenmittel ist der Spitzwegerich in der Naturheilkunde seit Langem bekannt. Für den Saft wird das ganze Kraut, vor allem jedoch die Blätter verwendet.

Tipp: Bei Insektenstichen und Verletzungen als Erste-Hilfe-Maßnahme die Blätter quetschen, bis der Pflanzensaft austritt, und auf die Haut legen.

Weißdorn – stärkt das Herz

Der Weißdorn ist in Wäldern, Gärten und Hecken weit verbreitet.

Heilwirkung: Weißdorn eines der besten Naturheilmittel für alle Herz- und Kreislauferkrankungen. Er wirkt blutdruckregulierend, herzstärkend und beruhigend. Anwendungsgebiete sind Herzschwäche, zu hoher und zu niedriger Blutdruck, Kreislaufstörungen und nervöse Herzbeschwerden. Wertvolle Inhaltsstoffe sind Flavone und Glykoside. Die Sammelzeit der Blüten und jungen Blätter liegt zwischen Mai und Juni.

Erntezeiten der Heilpflanzen
Selbst in der Natur ernten

- Birke: Mai und Juni
- Brennnessel: Mai und Juni
- Holunder: die Blüten Juni und Juli, die Früchte im Herbst
- Johanniskraut: Juni und Juli
- Kamille: Mai bis September
- Löwenzahn: März bis Mai
- Melisse: Juli und August
- Sanddorn: September/Oktober
- Schafgarbe: Juni bis September
- Spitzwegerich: Mai bis Juli
- Weißdorn: im Mai und Juni die Blüten und Blätter

STOFFWECHSELKUREN MIT LÖWENZAHN & CO.

Stoffwechselkuren haben vor allem im Frühjahr und im Herbst eine heilsame Wirkung. Sie sind weitaus weniger anstrengend und belastend als totales Fasten, haben aber einen ähnlichen Effekt. In der kälteren Jahreszeit mangelt es uns meist an Bewegung und wir ernähren uns in dieser Zeit eher vitaminarm. So haben sich Giftstoffe und Stoffwechselschlacken angesammelt, die der Körper im Frühjahr wieder loswerden sollte. Besonders wichtig ist die erhöhte Zufuhr von Vitalstoffen, vor allem Vitamin C und basische Mineralien.

Im Herbst ist eine weitere Kur sinnvoll, um die Abwehrkräfte zu mobilisieren, den Organismus auf die kühlere Jahreszeit einzustimmen und damit das höhere Infektrisiko zu mindern. Die Kuren sollten jedes Jahr durchgeführt werden.

Wildkräuter und -gemüse nehmen Sie am besten im Rahmen einer Stoffwechselkur ein, die Sie zweimal im Jahr durchführen.

Frühjahrskur

Sie sollten dreimal täglich vor den Mahlzeiten je einen Esslöffel Brennnessel- und Löwenzahnsaft mit Buttermilch oder Mineralwasser verdünnt einnehmen. Die Kur ist im März oder April besonders wirkungsvoll und kann über einen Zeitraum von etwa einem Monat durchgeführt werden. Den Löwenzahn können Sie ab März bereits selbst ernten. Gerade der junge Löwenzahn eignet sich hervorragend für die Frühjahrskur. Achten Sie darauf, dass die Pflanzen nicht zu nah an befahrenen Straßen stehen. Brennnesselsaft müssen Sie sich dagegen im Fachhandel besorgen, da sie zum Zeitpunkt der Frühjahrskur noch nicht geerntet werden kann.

Herbstkur

Trinken Sie täglich je zwei bis drei Esslöffel Brennnessel- und Löwenzahnsaft, mit Buttermilch oder Mineralwasser verdünnt. Zusätzlich sollten Sie zweimal pro Tag ein Glas Traubensaft als Zwischenmahlzeit zu sich nehmen. Die Herbstkur sollte einen Monat andauern und wird im September oder Oktober durchgeführt. Im Herbst können wir mit einer Stoffwechselkur unser Immunsystem gegen die Angriffe von Bakterien und Viren nachhaltig mobilisieren.

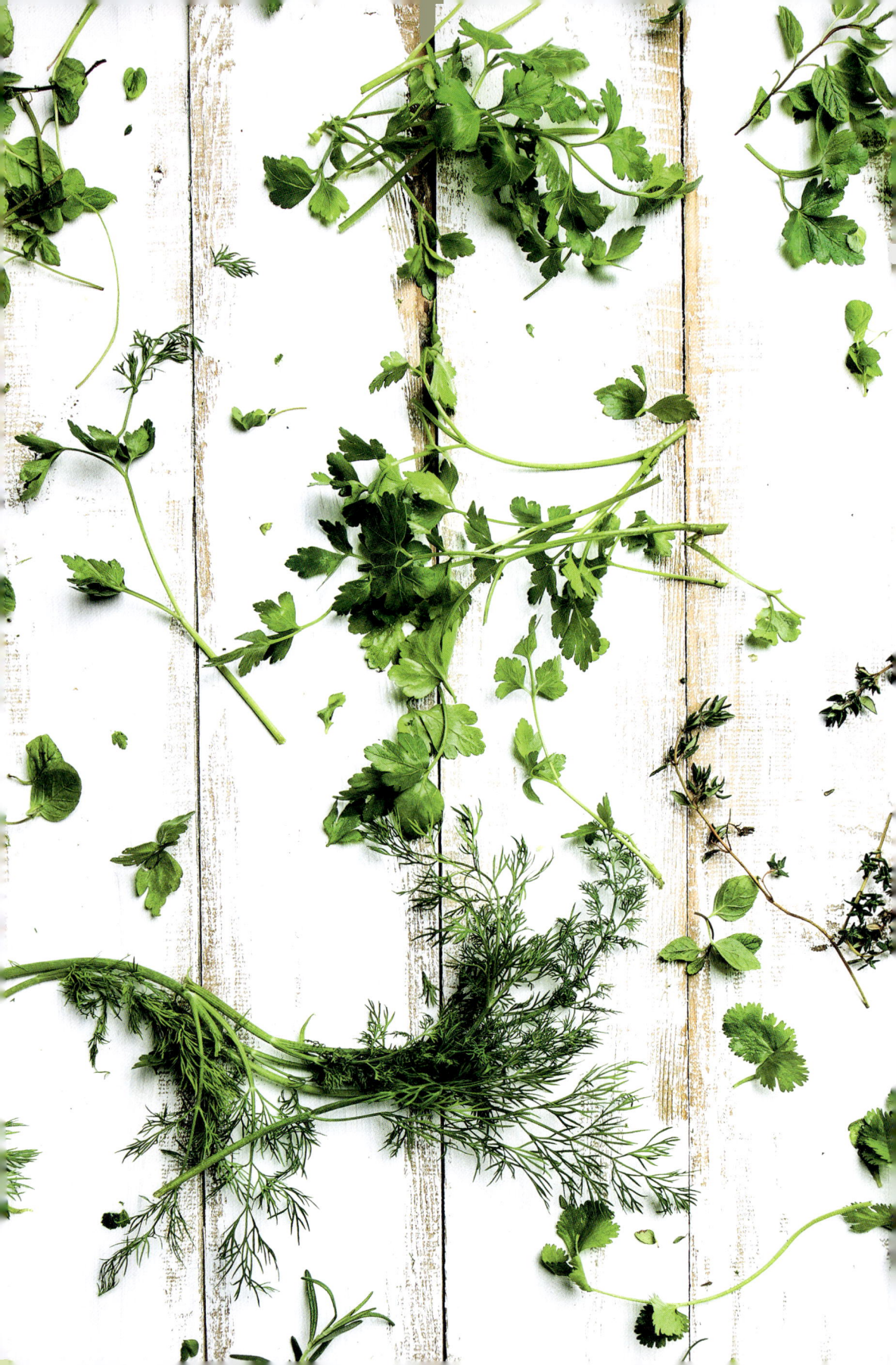

Kleine Gewürz- und Kräuterkunde

Das Wissen um die Heilkraft der Gewürze ist uralt. Doch erst in letzter Zeit wird es von der Medizin wiederentdeckt. Frische Gewürze und Kräuter können beinahe alle Gemüse- und Obstsäfte geschmacklich aufwerten. Außerdem liefern sie Vitamine und Mineralstoffe und regen durch ihren teilweise hohen Gehalt an ätherischen Ölen unsere Stoffwechselfunktionen an.

Anis – bereits im alten Ägypten hoch geschätzt
Anis ist bekannt für seine verdauungsfördernde und entkrampfende Wirkung bei Blähungen. Diese ist auf das in den Anissamen enthaltene ätherische Öl zurückzuführen, das zu 80 bis 90 Prozent aus Anethol besteht. Zudem hat Anis einen schleimlösenden Effekt.

Cayennepfeffer – heizt den Stoffwechsel an
Scharfe Gewürze wie der Cayennepfeffer heizen den Stoffwechsel an und unterstützen die Entgiftung von belastenden Substanzen. Cayennepfeffer enthält weniger ätherische Öle als herkömmlicher Pfeffer, dafür umso mehr von Capsaicin. Dieser Scharfmacher wirkt entzündungshemmend und schmerzlindernd. Dank seiner stoffwechselanregenden Wirkung unterstützt er auch den Fettabbau.

Dill – „Katermittel" der Römer
Dill zeichnet sich durch sein angenehmes, intensives Aroma aus.
Schon von den Römern wurde Dill gegen die Folgen übermäßiger Zechgelage eingesetzt. Außerdem wird er traditionell bei Blähungen und Magenbeschwerden eingesetzt. Er ist insbesondere bei Bluthochdruck und Herz-Kreislauf-Erkrankungen die Alternative zur Einnahme von Salz.
Dill ist nicht nur ein kraftvolles Gewürz, sondern auch ein hochwirksames Heilmittel.
Tipp: Ein lästiger Schluckauf verschwindet prompt durch das ätherische Öl des Dills.

Estragon – ein vornehmes Kraut
Estragon ist aufgrund seines delikaten Geschmacks vor allem bei Feinschmeckern bekannt; sollte jedoch auch in der Gesundheitsküche verstärkt verwendet werden. Estragon hat entkrampfende, appetit- und verdauungsanregende Wirkungen. Er wird bei Verdauungsbeschwerden, Blähungen und Schluckauf eingesetzt.

Galgant – aus der Klostermedizin der Hildegard von Bingen
In Aussehen und Geruch dem Ingwer ähnlich, wird die Galgantwurzel auch als „europäischer Ingwer" bezeichnet. Es war der Verdienst der Heiligen Hildegard von Bingen, dass der Galgant als Heilpflanze bei uns bekannt wurde.
Die ätherischen Öle und Enzyme der Galgantwurzel stärken die Verdauung, regen den Appetit an und beseitigen Blähungen. Die Heilige Hildegard gab Galgant auch bei Herzschwäche und Fieber.

KLEINE GEWÜRZ- UND KRÄUTERKUNDE

Galgantwurzelsaft frisch pressen oder getrocknetes Pulver in Säften oder als Küchengewürz verwenden. Regelmäßig eingesetzt ist Galgant ein wirkungsvolles Mittel gegen chronische Verstopfung.

Ingwer – die Kraft der asiatischen Wurzel
In der chinesischen Medizin ist die Ingwerwurzel wichtiger Bestandteil bei der Behandlung zahlreicher Erkrankungen. Die hohe Konzentration von Enzymen macht den Ingwer so wertvoll.
Wer unter Reisekrankheit leidet, kann mit ein bis zwei Esslöffeln Ingwersaft vorbeugen. Zudem hat die Wurzel einen positiven Einfluss auf den Cholesterinspiegel und die Fließeigenschaften des Blutes. Darüber hinaus stärkt Ingwer das Immunsystem. In der chinesischen Medizin wird die Wurzel bei Schwächezuständen verordnet.

> **Ingwer in der chinesischen Heilkunst**
>
> Bei drohender Erkältung mit Anzeichen von Frösteln ein kleines Stück Ingwer raspeln, mit etwas Zitronensaft aufkochen und abends zwei Tassen von dem Sud trinken. Der Ingwertrunk wärmt innerlich intensiv auf, fördert das Schwitzen; am nächsten Tag sind die Beschwerden häufig verschwunden.

Kurkuma – das goldene Gewürz
Kurkuma, auch Gelbwurz genannt, wird aus dem Wurzelstock der Kurkumapflanze gewonnen. Seine Farbstoffe verleihen Gerichten eine warme gelbe Farbe. Frische kleine Kurkumawurzeln zum Entsaften oder Kochen gibt es in Gemüseabteilungen. Hauptsächlich verwendet man jedoch Kurkumapulver.
Tipp: Zu Kurkuma gibt man immer etwas schwarzen Pfeffer und Öl, das aktiviert die Wirkung und verbessert die Resorption.

Meerrettich – wichtige Entgiftungsenzyme
Meerrettich („Bauernsenf") enthält viele B-Vitamine und Vitamin C. Nachgewiesen ist ein antibiotischer Effekt, der vor allem bei Infekten der Atemwege und der Harnwege zum Tragen kommt. Als frisch gepresster Saft hilft die Wurzel bei Verdauungsstörungen und Appetitlosigkeit. Das wertvolle ätherische Öl des „Rachenputzers" wird beim Reiben oder Pressen der Wurzel frei. Am besten verwendet man Meerrettich frisch oder lagert ihn, eingeschlagen in feuchten Sand, eine Weile kühl und dunkel.

Aufgrund seines Gehaltes an Schwefel ist Meerrettich besonders bei unreiner Haut und Schuppen wirksam.
Tipp: Äußerlich verwendet man geriebenen Meerrettich für Auflagen bei chronischen Nebenhöhlenentzündungen, Rheuma, Ischias und Nervenentzündungen.

Minze – mit wertvollen ätherischen Ölen

Mit ihren ätherischen Ölen (Menthol) verleiht die Minze frischen Säften eine erfrischende Note. Außerdem enthält sie Gerbstoffe und Flavonoide. Neben der Pfefferminze gibt es viele weitere Arten wie z. B. die Orangeminze.
Minze lässt sich problemlos auf dem Küchenbrett, Balkon oder im Garten züchten.

Petersilie – die basische Vitamin- und Mineralstoffbombe

Petersilie zeichnet sich durch den hohen Gehalt an Vitamin C, Kalium und Eisen aus. Die Wirkstoffe reinigen den Stoffwechsel und regen die Nierenfunktion an. Petersilie hat unter den Kräutern einen der höchsten Basenwerte.

Rosmarin – mit anregenden Bitterstoffen

Bereits Pfarrer Kneipp verordnete Rosmarinwein zur Stärkung des allgemeinen Wohlbefindens. Rosmarin heißt übertragen „Meerestau". Die Poesie des Namens ist kein Zufall: Schon bei den Griechen war das Kraut ein beliebtes Aphrodisiakum.
Heilwirkung: Als Tee wirkt Rosmarin kreislaufanregend. Er kann ohne Weiteres den Morgenkaffee ersetzen. Äußerlich angewendet wirkt Rosmarin durchblutungsfördernd und schmerzstillend. Getrocknete Rosmarinblätter können Sie bei Bedarf über einem Saft zerreiben.
Tipp: Zur Herstellung des Rosmarinweins bedecken Sie zwei Handvoll Rosmarinblätter in einem Schraubglas mit 700 ml Weißwein und stellen es auf das Fensterbrett. Nach sieben Sonnentagen abfiltern und abfüllen. Vorsicht! Rosmarin ist nicht anzuraten bei Bluthochdruck, Nervosität oder Schlafstörungen sowie in der Schwangerschaft.

Schnittlauch – erster Basenspender des Jahres

Schnittlauch ist ein wertvolles basisches Küchenkraut, das man am besten klein geschnitten auf Gemüsesäfte streut. Es ist reich an den Vitaminen C und B_2 sowie an Carotin und Mineralstoffen.

KLEINE GEWÜRZ- UND KRÄUTERKUNDE

Vanille – die Königin der Gewürze
Die Vanilleschote ist ein edles Gewürz, das so manchem Saft die feine geschmackliche Abrundung verleiht. Auch die Wirkung als Aphrodisiakum wird des Öfteren beschrieben. Vanille wirkt basisch.

Wermut (Absinth) – kräftigt und belebt den Organismus
„Wermut heilt Schwermut" heißt es im Volksmund. Damit kommt zum Ausdruck, dass Bitterstoffe wie der Wermut nicht nur allein die Verdauungsorgane anregen, sondern den ganzen Organismus tonisieren und beleben sowie helfen, aus seelischen Stimmungstiefs herauszufinden.

Zimt – desinfizierend und stärkend
Eine Prise Zimt auf frischen Säften verleiht ein angenehm wärmendes Aroma von feiner Süße. Zimt enthält ätherische Öle mit antiseptischen und krampflösenden Eigenschaften. Seine Gerbstoffe stärken die Darmschleimhaut und machen sie widerstandsfähiger.
Es gibt eine Reihe von unterschiedlich schmeckenden Zimtsorten. Hierzulande ist der Ceylonzimt besonders verbreitet. Er zeichnet sich durch seinen milden, süßen Geschmack aus und passt ausgezeichnet zu Obstsäften und Obst-Gemüse-Säften, während der schärfer schmeckende Cassiazimt gerne für pure Gemüsesäfte verwendet wird.

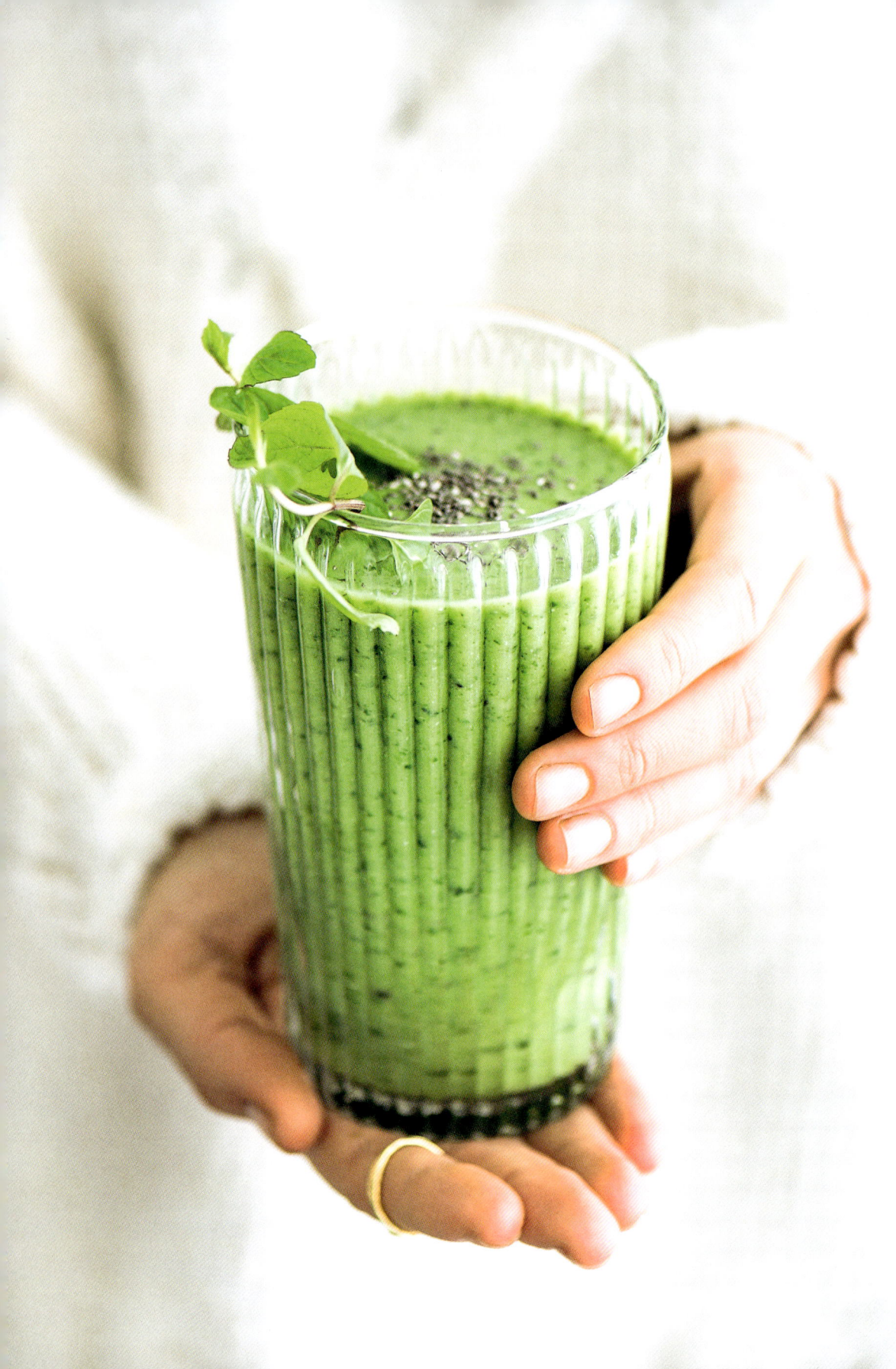

Heilsäfte für alle Beschwerden

Mit basischen Säften können Sie nicht nur Ihr allgemeines Wohlbefinden steigern, Ihr Immunsystem aufpäppeln und sich vor chronischen Krankheiten schützen. Viele Beschwerden können auch mit der gezielten Einnahme bestimmter Säfte direkt therapiert werden, denn Säfte sind nichts anderes als wohlschmeckende Naturmedizin. In diesem Kapitel finden Sie von A bis Z geordnet die Heilanwendungen zu einer Vielzahl gesundheitlicher Störungen. Bitte beachten Sie aber: Ernste Krankheiten gehören in die Hand eines Arztes. Säfte können aber hier den Heilungsprozess unterstützen und die unerwünschten Nebenwirkungen mancher Medikamente lindern.

Abszess

Ein Abszess ist eine mit Eiter gefüllte Kapsel, die durch Bakterien entsteht. Die ärztliche Behandlung besteht in der Öffnung des Abszesses, um die Entleerung zu erleichtern. Begleitend kann der Heilprozess durch dreimal täglich einen Esslöffel Zwiebelsaft und zusätzlich täglich Karotten-, Trauben- oder Gurkensaft unterstützt werden. Da wiederkehrende Abszesse auf eine Abwehrschwäche hinweisen, ist eine Behandlung mit immunstärkenden und antibakteriell wirksamen Obst- und Gemüsesäften ratsam, insbesondere Saftkuren mit reichlich Vitamin C.
Heildrink: Fitmacher, Seite 115

Akne

Akne tritt häufig mit Beginn der Pubertät auf – bedingt durch hormonelle und genetische Faktoren produzieren die Drüsen in der Haut mehr Talg. Zusätzlich können Stress, Medikamente und ungünstige Ernährung die Akne fördern.
Mit stoffwechselwirksamen Säften können die Hautbeschwerden verbessert werden: Nehmen Sie dreimal pro Tag einen Esslöffel Kartoffel- oder Aprikosensaft zu sich; zur Unterstützung der Leberfunktion nehmen Sie dreimal täglich zwei Esslöffel Artischockensaft.
Bei allen Hautleiden gilt zudem: Trinken Sie möglichst viel Karottensaft, um reichlich Vitamin A aufzunehmen. Wichtig ist auch die ausreichende Zufuhr der Spurenelemente Silizium und Zink, die einen positiven Einfluss auf die Haut ausüben.
Wer unter Akne leidet, dem sei die jährliche Frühjahrs- und Herbstkur zur Blutreinigung mit frischen Säften aus Löwenzahn und Brennnessel empfohlen.
Zur äußerlichen Behandlung von Akne tränken Sie eine Kompresse mit Petersiliensaft und legen sie vorsichtig über das Gesicht. Erneuern Sie die Kompresse dreimal; das beruhigt die angegriffene Haut.
Heildrinks: Blutreinigungssaft, Seite 109, und Hautcocktail, Seite 112

Ängstliche Verstimmung

Niedergedrückte Stimmung oder depressive Verstimmung, ohne dass eine organische Ursache vorliegt, sind in unserer hektischen Zeit weit verbreitet. Sie können sich in körperlichen Beschwerden wie Herzklopfen, Atemnot, Übelkeit, starkem Schwitzen oder Schwindelgefühle äußern und treten für die Betroffenen wie aus heiterem Himmel auf. Verschwinden die Beschwerden nicht innerhalb kurzer Zeit, ist eine ärztliche Behandlung unbedingt anzuraten. Neben Entspannungsübungen können Heilpflanzensäfte die ärztliche Therapie unterstützen.

Je zwei Esslöffel Baldriansaft und zwei Esslöffel Johanniskrautsaft mit etwas Wasser vermischt zum Frühstück trinken, diese Mischung wirkt nervenstärkend und beruhigend. Abends zwei Esslöffel Melissensaft in etwas Wasser einnehmen.
Gegen Übersäuerung: zweimal täglich einen basischen Saft nach Wahl (Traubensaft, Karotten-Apfel-Saft, Sellerie, beruhigende Säfte)
Heildrink: Schlafcocktail, Seite 105

Arteriosklerose

„Der Mensch ist so alt wie seine Blutgefäße." Dieser Satz bringt die Sache auf den Punkt. Arterienverkalkung führt zu verengten Blutgefäßen und verschlechterter Durchblutung. Die Ausschaltung von Risikofaktoren wie Rauchen, Übergewicht, Bluthochdruck und Stress – sowie eine gesunde Ernährung mit Heilsäften – kann einer Arterienverkalkung vorbeugen und den Alterungsprozess verlangsamen.

- Dreimal täglich einen Esslöffel Knoblauchsaft in Gemüsebrühe oder dem Essen beigemischt einnehmen. Wer sich an dem Geschmack stört, nimmt stattdessen dreimal täglich einen Esslöffel Bärlauchsaft zu sich.
- Dreimal täglich einen Esslöffel Zwiebelsaft in Wasser oder Gemüsebrühe einnehmen.
- Täglich ein Glas Apfelsaft zur Reinigung der Blutgefäße.
- Bei der Zubereitung von Salaten und Speisen frischen Zitronensaft oder naturreinen Apfelessig verwenden.

Atemwegserkrankungen

Atemwegserkrankungen sind besonders in der kalten Jahreszeit weit verbreitet. Obst- und Gemüsesäfte eignen sich hier sowohl zur Vorbeugung als auch zur Linderung.

- Alle Säfte aus „weißen" Gemüsearten wie Meerrettich, Rettich, Zwiebeln und Knoblauch stärken Lunge und Atemwege.
- Johannisbeersaft lindert Husten; bei Heiserkeit mit dem Saft gurgeln.
- Rettichsaft mit Honig – ein altes Hausrezept: 500 g (Winter-)Rettich in Scheiben schneiden, mit Honig ansetzen und fünf Stunden ziehen lassen. Der ausgetretene Saft entspricht etwa einer Tagesdosis. Er ist gut geeignet bei einer Verschleimung der Atemwege, speziell bei Kindern, denn der scharfe Rettichgeschmack wird durch den Honig abgemildert.

Heildrink: Bei chronischen Atemwegserkrankungen: Biene Maja, Seite 105

> Info: Arbeiten am PC
>
> Wer viel am Bildschirm arbeitet, beansprucht seine Augen stark und hat einen erhöhten Vitamin-A-Bedarf. Durchschnittlich 10.000-mal müssen die Augen an einem Computer-Arbeitstag auf Lichtreize reagieren. Bei jedem Lichtreiz wird Vitamin A zur Herstellung des Sehpurpurs im Auge benötigt.
>
> Karotten enthalten reichlich fettlösliches Carotin. Es wird vom Körper am besten aufgenommen, wenn man dem Karottensaft immer etwas Fett, vorzugsweise Sahne oder Pflanzenöl, zufügt. Bildschirmarbeit ruft leicht eine Mangelversorgung hervor, was zur Austrocknung und Verhärtung der Hornhautzellen führen kann. Erste Anzeichen sind trockene Augen, fehlende Tränenflüssigkeit und die erhöhte Neigung zu Bindehautentzündungen.
>
> Vitamin A (Retinol) kommt nur in tierischen Lebensmitteln vor. In Pflanzen befinden sich Vorstufen des Vitamins, die sogenannten Carotinoide, aus denen der Körper Vitamin A selbst herstellen kann. Besonders wichtig ist das Betacarotin, das reichlich in Karotten, Tomaten, Paprika und Spinat vorkommt. Auch frische Kräuter wie Dill, Sauerampfer und Zitronenmelisse sind sehr gehaltvoll.

Augen, überanstrengte

Die Arbeit am PC führt zu überanstrengten Augen. Der erhöhte Bedarf an Vitamin A und Betacarotin kann durch Karottensaft abgedeckt werden: Trinken Sie täglich ein Glas davon.
Tipp: Bei Bildschirmarbeit mehrmals täglich 15-mal pro Minute zwinkern. Die Massage der Akupressurpunkte am Beginn der Augenbrauen, in der Mitte, seitlich und unter den Augen belebt und erfrischt.
Heildrink: Managerdrink, Seite 108

Bauchspeicheldrüse

Die Bauchspeicheldrüse ist ein wichtiges Organ, das einerseits Insulin für die Regulierung des Blutzuckers produziert und andererseits wichtige Enzyme für die Verdauung bereitstellt.
- Sauerkrautsaft aktiviert aufgrund der Milchsäure die Bauchspeicheldrüse und ist wegen des geringen Kaloriengehaltes auch für Diabetiker sehr gut

- geeignet. Auch enzymreiche Säfte mit Ananas stärken die Bauchspeicheldrüse.
- Auch die positive Wirkung von Zink auf die Bauchspeicheldrüse ist gut erforscht: In Säften aus Bananen, Orangen, Zwiebeln, Weizenkeimen ist das auch für den Säure-Basen-Haushalt wichtige Spurenelement reichlich vorhanden.
- Aus der chinesischen Medizin ist bekannt, dass gelbe Gemüsearten wie Kartoffeln, Fenchel und Sellerie die Organe Magen, Milz und Bauchspeicheldrüse stärken.
- Empfehlenswert sind jährliche Frühjahrs- und Herbstkuren mit frischem Brennnessel- und Löwenzahnsaft.

Heildrink: Fitnessdrink, Seite 107

Blähungen

Blähungen entstehen häufig aufgrund eines Mangels an Enzymen, Gallensaft oder anderen Verdauungssäften. Durch Obst und Gemüsesäfte lassen sich diese Verdauungsenzyme anregen.

Chronische Blähungen können aber auch durch Fäulnis- und Gärungsprozesse verursacht werden. Es kommt dadurch zu einer regelrechten Selbstvergiftung, da die bei diesen Prozessen anfallenden Stoffe vom Darm in den Körper gelangen. Ist die Darmflora verarmt, etwa durch Antibiotika, oder durch Toxine belastet, kann die Darmschleimhaut durchlässig für schädliche Substanzen („leaky gut") werden. In diesem Fall ist eine Darmsanierung, z. B. mit Sauerkrautsaft oder Kamillensaft, hilfreich.

Worauf Sie achten sollten:

Wer an Blähungen leidet, sollte generell auf Zucker verzichten, sowie Rohkost und Säfte nicht mehr nach dem Mittagessen zu sich nehmen. Kräuter wie Dill oder Anis machen die Kost leichter verdaulich. Obst- und Gemüsesäfte können am Anfang, da sie für den Körper zunächst ungewohnt sind, Blähungen hervorrufen. In diesem Fall empfiehlt es sich, die Tagesdosis herabzusetzen und nach einiger Zeit langsam wieder zu steigern.

Dreimal täglich einen Esslöffel Fenchelsaft; zusätzlich morgens drei Esslöffel Kartoffelsaft und zwei Esslöffel Schwarzrettichsaft mit einem Glas frisch gepresstem Apfelsaft trinken.

Heildrink: Entschlackungssaft, Seite 105

Blasenbeschwerden

Am häufigsten leiden Frauen unter Blasenbeschwerden, da ihre Harnröhre im Gegensatz zum Mann nur wenige Zentimeter lang ist und Krankheitskeime daher leicht eindringen können. Anzeichen einer Blasenentzündung sind Brennen, starker Harndrang, Schmerzen beim Wasserlassen, eventuell Blut im Urin und Fieber. Wirksam sind besonders Säfte mit harntreibenden und antibiotischen Eigenschaften sowie mit Inhaltsstoffen, die die körpereigene Abwehr verbessern:

- Zur Vorbeugung vor wiederholten Blaseninfekten und bei akuten Beschwerden täglich Cranberry- oder Preiselbeersaft (Johannisbeersaft) trinken. Cranberries enthalten Proanthocyanidine, die das Anhaften von Bakterien an die Blasenschleimhaut verhindern. Außerdem stärken die leuchtend roten Beeren die körpereigenen Abwehrkräfte.
- Dreimal täglich einen Esslöffel Brennnesselsaft mit reichlich Wasser verdünnt trinken; dies reinigt und kräftigt die Blase. Zur Nachbehandlung eines Blaseninfektes über drei Wochen hinweg einnehmen.
- Wer zu Blasenentzündungen neigt, sollte vorbeugend stets ausreichend trinken, mindestens jedoch zwei Liter Flüssigkeit pro Tag zu sich nehmen, am besten sind frische Säfte, stille Wässer und Kräutertees geeignet.

Tipp: Sorgen Sie immer für warme Füße, da eine reflektorische Verbindung zwischen Unterleib und Füßen besteht.
Heildrink: Hafer-Vitaldrink, Seite 115

Blutdruck, hoher (Hypertonie)

Die meisten Patienten mit einem Bluthochdruck (Hypertonie) sind in der Regel über lange Zeit beschwerdefrei. Die Blutdruckerhöhung wird meist eher zufällig bei einer Routineuntersuchung festgestellt. Die häufigsten Anzeichen und Beschwerden sind Kopfdruck oder Kopfschmerzen, Ohrensausen, Herzklopfen, Schwindel, Leistungsschwäche und Schlafstörungen.

Bluthochdruck sollte unbedingt vom Arzt behandelt werden. Zusätzliche Eigenmaßnahmen wie schonende Reduzierung von Übergewicht, Alkohol- und Nikotinverzicht sowie regelmäßige Bewegung helfen, den Blutdruckwert wieder in den Normalbereich zu bringen. Heilsäfte können diese Entwicklung wirkungsvoll unterstützen.

- Sauerkrautsaft enthält reichlich Cholin, das blutdrucksenkend und nervenstärkend wirkt. Bei Bluthochdruck empfiehlt es sich, täglich ein kleines Glas zu trinken.
- Dreimal täglich ein Esslöffel Zwiebelsaft einnehmen.

- Dreimal täglich einen Esslöffel Knoblauchsaft mit Gemüsebrühe oder mit anderen Gemüsesäften vermischt einnehmen.

Heildrink: Managerdrink, Seite 108

Blutdruck, niedriger (Hypotonie)

Die Ursache für einen niedrigen Blutdruck ist weitgehend unbekannt, vermutlich steckt dahinter eine familiäre Veranlagung. Betroffen sind vor allem junge Frauen und Kinder. Bei einem niedrigen Blutdruck (Hypotonie) finden sich bei der Messung Werte unter 100/60 mmHg bei Frauen und unter 110/60 mmHg bei Männern. Oftmals macht ein niedriger Blutdruck keine Beschwerden. Gelegentlich können jedoch Störungen wie Abgeschlagenheit, (morgendliche) Müdigkeit, Leistungs- und Konzentrationsschwäche, Schwindel und Schwarzwerden vor den Augen auftreten. Diese Beschwerden sind lästig, aber aus medizinischer Sicht ungefährlich. Durch eine systematische Anregung des Kreislaufs mit tonisierenden Säften lassen die Beschwerden rasch nach. Besonders anregend sind Rosmarin, Weißdorn, Schafgarbe sowie Bitterstoffe wie Wermut.

- Nehmen Sie zur Stabilisierung des Blutdrucks dreimal täglich einen Esslöffel Rosmarinsaft (aus dem Bioladen oder Reformhaus) zu sich; zusätzlich sollten Sie ebenfalls dreimal pro Tag einen Esslöffel Weißdornsaft einnehmen. Bei Bedarf können Sie diese Kur mehrmals wiederholen.

Heildrinks: Muntermacher und Krafttrunk (Seite 104), Sommerprise (Seite 111), sowie der Kreislauftonic (siehe unten).

Kreislauftonic:
2 Karotten, 2 EL Sahne, Rosmarin, 1 Prise Salz, Eiswürfel
Zubereitung: Karotten entsaften, mit den übrigen Zutaten gut vermischen, abschmecken.

Tipp: Bei niedrigem Blutdruck am besten morgens trinken. Rosmarin hat eine blutdrucksteigernde Wirkung. Zusätzlich: regelmäßige Saunabesuche, Trockenmassagen, viel Bewegung.

Das macht munter

Füllen Sie das Waschbecken mit kaltem Wasser (ca. 15 °C). Tauchen Sie die Arme bis zur Mitte des Oberarms für 10 bis 30 Sekunden in das kalte Wasser ein, nicht abtrocknen („Die Tasse Kaffee der Naturheilkunde").

Blutreinigung

Zur Blutreinigung eignen sich vorzüglich die Frühjahrs- und Herbstkuren mit Brennnessel- und Löwenzahnsaft oder Saftfastenkuren (Seite 117–124).

Bronchitis

Eine akute oder chronische Entzündung der Bronchienschleimhaut wird ausgelöst durch Bakterien und Viren, aber auch durch Luftverschmutzung, Rauchen und Allergien. Linderung verschaffen folgende Anwendungen:

- Dreimal täglich einen Esslöffel Rettichsaft einnehmen. Am besten eignet sich der Saft von schwarzem Winterrettich.
- Dreimal pro Tag einen Esslöffel Spitzwegerichsaft verdünnt einnehmen, Kinder maximal einen bis zwei Teelöffel, für Säuglinge ist Spitzwegerichsaft nicht geeignet.
- Dreimal täglich einen Esslöffel Zwiebelsaft einnehmen.

Bei chronischer Bronchitis gehören zur Behandlung auch der Aufenthalt an der frischen Luft sowie abhärtende Maßnahmen wie Wechselduschen und Trockenbürsten.
Heildrink: Sanddorn-Energiespender, Seite 116

> Extra-Tipp für Kinder
>
> Frisch geriebenen Meerrettich mit der doppelten Menge Bienenhonig vermengen und mehrere Stunden ziehen lassen. Von dem entstandenen Saft dreimal täglich einen Esslöffel verabreichen.

Cellulite

Die auch als Orangenhaut bezeichnete Cellulite ist harmlos, wird aber als kosmetisch störend empfunden. Wundermittel gegen Cellulite gibt es nicht. Doch Säfte mit einem hohen Anteil an Silizium wie Kirschsaft und Aprikosensaft unterstützen die Entsäuerung und stärken das Bindegewebe. Artischockensaft zur Unterstützung der Leberfunktion sowie Petersilien- und Brennnesselsaft zur Entschlackung unterstützen den Prozess. Allgemein sind frische Säfte bei Cellulite sehr günstig, weil das darin enthaltene Vitamin C für den Aufbau von Kollagen, einer wichtigen Stützsubstanz der Haut, benötigt wird.
Heildrink: Sportlerdrink, Seite 106

Cholesterin, erhöhtes

Der menschliche Körper benötigt Cholesterin, u. a. für den Aufbau von Zellen. Den Großteil bildet der Körper selbst, der restliche Teil kommt aus der Nahrung.
Ein erhöhter Cholesterinspiegel kann auf einen gestörten Fettstoffwechsel hinweisen und gilt als Risikofaktor für Arterienverkalkung, Bluthochdruck und Herzerkrankungen. Die Normalwerte von Gesamt-Cholesterin sind individuell unterschiedlich. Weitere Risikofaktoren wie Übergewicht und Herz-Kreislauf-Erkrankungen müssen berücksichtigt werden.
Experten sehen Werte bis 200 mg/dl als Obergrenze an. Entscheidend ist dabei der Anteil des LDL-Cholesterins. Durch eine Ernährungsumstellung lassen sich erhöhte Werte oft wieder in den Normalbereich korrigieren.

- Artischocken-, Knoblauch- und Zwiebelsaft wirken cholesterinsenkend; im monatlichen Wechsel dreimal täglich einen Esslöffel einnehmen.
- Regelmäßige Saftfastenkuren und einmal pro Woche einen Safttag einlegen.
- Hochwertige kalt gepresste Pflanzenöle verwenden, z. B. Olivenöl, Rapsöl und Leinöl.
- Ballaststoffe, z. B. Haferkleie, fördern die Ausscheidung von Cholesterin.
- Zucker und Weißmehl einschränken.

Heildrink: Stoffwechseldrink, Seite 112

Darmstörungen und Darmreinigung

Häufig kommt es durch ungünstige Ernährungsgewohnheiten oder Antibiotika zu einer Schädigung der natürlichen Darmbakterien. Aus Sicht der Naturheilkunde ist dies der Ursprung für zahlreiche Beschwerden wie z. B. die verminderte Aufnahme von Vitaminen und basischen Mineralien, Hauterkrankungen und die Schwächung des Abwehrsystems. Eine Saftfastenkur mit anschließender Darmsanierung bringt die Bakterienflora wieder ins Gleichgewicht.

Heilsaft zur Sanierung der Darmflora:
2 EL Kamillensaft, 1 EL Probiotika (wie Kefir, Dickmilch oder Joghurt)
Kamillensaft mit Probiotika verrühren, morgens und abends einnehmen, kurmäßig über mehrere Wochen einnehmen. Kamillensaft ist sehr gut geeignet, um eine angegriffene Darmflora wieder zu sanieren.
Steht kein Kamillensaft zur Verfügung, können Sie ersatzweise auch Kamillentee verwenden.
In der traditionellen Volksmedizin verwendet man seit Jahrhunderten Sauerkrautsaft zur Reinigung des Darms. Pfarrer Kneipp verordnete ihn seinen Patienten schon vor

über hundert Jahren und beschrieb seine Erfahrungen folgendermaßen: „Sauerkraut ist ein richtiger Besen für Magen und Darm. Es beseitigt störende Säfte und Gase, stärkt die Nerven und fördert die Blutbildung."

> Infobox
>
> Probiotika sind lebende Bakterien, die unsere Gesundheit fördern. Sie helfen bei der Entgiftung, indem sie schädliche Krankmacher verdrängen. Nach Antibiotika-Einahme stellen sie das Gleichgewicht im Darm wieder her. Dazu gehören Kefir, Dickmilch, Sauerkrautsaft, probiotischer Bio-Joghurt.

Durchfall

Bei Durchfall aufgrund verdorbener Nahrungsmittel oder üppiger Mahlzeiten sollte man am besten „den Dingen ihren Lauf" lassen. Meist handelt es sich um einen natürlichen Reinigungsprozess des Körpers. Wenn Durchfall jedoch mit hohem Fieber auftritt, länger als drei Tage anhält oder wiederholt auftritt, sollte unbedingt ein Arzt eingeschaltet werden. Kurzfristiges Teefasten mit Zwieback für ein bis zwei Tage ist zur Entlastung des Darms sinnvoll. Mögliche Verluste an Mineralien können durch basische Gemüsebrühe und Säfte ausgeglichen werden; die Einnahme von Preiselbeersaft – dreimal täglich ein Glas – lindert die Beschwerden meist sofort.

Zudem ist eine „Nachbetreuung" des Darms durchaus sinnvoll:
- Dreimal pro Tag einen Esslöffel Knoblauchsaft einnehmen; er wirkt antibiotisch gegen viele Krankheitserreger im Darm.
- Täglich ein kleines Glas Karottensaft; dieser trägt durch seinen Gehalt an Vitamin A zur Abheilung der Schleimhautentzündung bei.

Heildrink: Hafer-Vitaldrink, Seite 115

Eisenmangel

Eisenmangel ist weit verbreitet. Ursachen für Eisenmangel sind einseitige Diäten, vegetarische Ernährung und bei Frauen die Menstruation. Der daraus entstehende Sauerstoffmangel und die Blutarmut (Anämie) führen zu Blässe, Müdigkeit, Konzentrations- und Leistungsschwäche. Mit Obst- und Gemüsesäften lassen sich die Eisenvorräte wieder auffüllen. Ernährungstipps zur Vorbeugung von Eisenmangel:
- Täglich ein halbes Glas Spinatsaft trinken; zusätzlich eine Löwenzahn- und Brennnesselkur durchführen.

- Vitamin C fördert die die Eisenaufnahme.
- Viel Rote-Bete-Apfel-Saft trinken.
- Eisenreich sind Fleisch, grüne Gemüse, Petersilie, Nüsse und Kräuter allgemein.
- Vitamin C, z. B. in Zitrusfrüchten, fördert die Aufnahme von Eisen.
- Milch, Kaffee und Tee hemmen die Aufnahme von Eisen.

Heildrink: Blutbildungssaft, Seite 108

Ekzeme

Ähnlich wie bei der Akne unterstützt eine Saftkur die Regeneration der Haut. Dreimal täglich einen Esslöffel Brennnesselsaft verdünnt mit Buttermilch einnehmen. Täglich ein kleines Glas Karottensaft trinken. Einen Teelöffel Leinöl dazugeben.

Heildrink: Blutreinigungssaft, Seite 109

Erkältungen (grippaler Infekt)

Eine Saftkur, bereits bei den ersten Anzeichen einer Erkältung durchgeführt, kann deren Verlauf verkürzen und ihre Intensität deutlich mildern.

- Dreimal täglich ein halbes Glas Holunderbeersaft pur oder mit Wasser verdünnt trinken. Der erwärmte Saft wirkt intensiver und schweißtreibend.
- Ingwersaft reinigt die Nasennebenhöhlen.

Heildrinks: Vitamincocktail, Seite 106, Anti-Infekt-Drink, Seite 108
Anti-Grippe-Mix:
2 Orangen, 1 Zitrone, 2 EL Heidelbeersaft, 1 EL Sanddornsaft
Zubereitung: Die Säfte frisch pressen und vermischen.
Tipp: Bei Erkältung täglich ein Glas trinken.

Inhalationen mit Zwiebelsaft

Zwiebelsaft eignet sich ausgezeichnet für Inhalationen: Eine Zwiebel hacken und leicht quetschen, bis der Saft austritt. Anschließend geben Sie die Zwiebel und den Saft in heißes Wasser und atmen den Dampf ein. Dies befreit die Atemwege.

Fieber

Fieber ist Indiz für eine gesunde Reaktionsfähigkeit des Körpers und sollte nicht vorschnell unterdrückt werden. Ideal in dieser Zeit ist das Saftfasten, um den Körper zu entlasten und ihn gleichzeitig mit wertvollen basischen Mineralstoffen und Vitaminen zu kräftigen.

Lassen Sie sich bei einer Erkältung nicht dazu verleiten, chemische Präparate einzunehmen. Gönnen Sie Ihrem Körper lieber die Ruhe, die er mit diesen Symptomen einfordert.

> **Tipps zur Fieberbehandlung**
>
> **Säfte:** Saftfasten mit Säften, die desinfizierend und antibakteriell wirken und einen hohen Vitamin-C- und Vitamin-A-Gehalt haben (z. B. Zitronen-, Sanddornsaft).
> **Ausreichend trinken:** Da Fieber mit Schwitzen und damit erhöhtem Wasserverlust einhergeht, sollte so viel wie möglich getrunken werden, mindestens zweieinhalb Liter pro Tag.
> **Ruhe:** Körperliche Anstrengung vermeiden, Bettruhe halten. Gibt man dem Körper genügend Ruhe und Zeit, geht das Immunsystem gestärkt aus der Situation hervor.

Frühjahrsmüdigkeit

Diese Säfte vertreiben den letzten Rest von Frühjahrsmüdigkeit und entschlacken zugleich:
- Brennnesselsaft (siehe auch die Kapitel Stoffwechselkuren und Saftfastenkuren, Seite 67 bzw. Seite 117–124)
- Der Fitmacher, Seite 115
- Der Entschlackungssaft, Seite 105

Fußpilz

Den gefürchteten und äußerst unangenehmen Fußpilz zieht man sich meistens durch Ansteckung in öffentlichen Schwimmbädern und Saunen zu.

Bei einem geschwächten Abwehrsystem ist die Anfälligkeit für Pilzerkrankungen deutlich erhöht. Hinweise für Fußpilz sind gerötete, sich schälende und juckende Haut, bevorzugt zwischen den Zehen. Pilzerkrankungen sind in der Regel sehr hart-

näckig und müssen daher über einen längeren Zeitraum behandelt werden, denn der Pilz kann, auch ohne dass äußere Anzeichen erkennbar sind, noch vorhanden sein. Dem Fußpilz können Sie mit folgenden Anwendungen zu Leibe rücken:
- Tragen Sie nach dem Waschen und Trocknen der Füße zweimal täglich reines Teebaumöl auf die pilzbefallenen Stellen auf.
- Grundsätzlich gilt: In der Zeit der Behandlung auf jede Art von Zucker verzichten, denn Pilze „lieben" Zucker.
- Einreibungen mit frisch gepresstem Knoblauchsaft bzw. eine Mullbinde mit dem Saft tränken, auf die betroffene Hautpartie legen und über Nacht einwirken lassen.
- Dreimal täglich einen Esslöffel Knoblauchsaft, in Gemüsebrühe gelöst, einnehmen.
- Zur Steigerung der Abwehrkräfte Säfte mit viel Vitamin C trinken.
- Blutreinigungskur mit Brennnesselsaft: dreimal täglich einen Esslöffel, verdünnt mit Buttermilch. kurmäßig über einen Zeitraum von vier Wochen einnehmen.

Heildrink: Vitamincocktail, Seite 106
Tipp: Nach jeder Wasseranwendung Füße und die Zehenzwischenräume gut abtrocknen. Mit Wechselfußbädern lässt sich die Durchblutung der Füße verbessern.

Wechselwarmes Fußbad

Je ein Gefäß mit warmem (36 bis 38 °C) und kaltem (15 bis 18 °C) Wasser füllen. Nach fünf Minuten im warmen Fußbade die Füße für 10 bis 15 Sekunden in das kalte Wasser tauchen. Einmal wiederholen, dann die Anwendung mit einem kalten Fußbad beenden. Stellen Sie die Gefäße am besten in die Badewanne, das erleichtert die Handhabung.

Gallenleiden
(Siehe Leber-Gallen-Störung, Seite 94)

Gelenkbeschwerden
Bei Gelenkbeschwerden besteht häufig ein unmittelbarer Zusammenhang zwischen einer Übersäuerung des Körpers und einer übermäßigen Ansammlung von Gift- und Schlackenstoffen. Saftkuren sind die ideale Therapie, um den Säure-Basen-Haushalt

wieder ins Gleichgewicht zu bringen und um Stoffwechselendprodukte auszuschwemmen. Saftkuren sind von jeher wesentlicher Bestandteil der naturheilkundlichen Rheumatherapie:
- Regelmäßig ein Safttag pro Woche.
- Regelmäßige Stoffwechselkuren im Frühjahr und Herbst mit Birken-, Brennnessel- und Löwenzahnsaft.
- Morgens ein Glas Grapefruit-Ananas-Saft (Seite 104), die darin enthaltenen Enzyme lindern Schmerzen.

Heildrinks: Blutreinigungssaft, Seite 109 und Milz-Stärker, Seite 109
Tipp: Bei Gelenkschmerzen bringt eine Umstellung auf basische Ernährung oft schon nach kurzer Zeit Erfolge.

Gicht

Gicht ist keine Erkrankung der Gelenke, auch wenn dort der Schmerz zuerst auftritt, sondern eine erblich bedingte Stoffwechselstörung: Die Ausscheidung von Harnsäure, einem Stoffwechselabbauprodukt, ist nachhaltig gestört. Bei hoher Harnsäurekonzentration im Blut entstehen Harnsäurekristalle, die sich in den Gelenken ablagern und dort schmerzhafte Entzündungen hervorrufen.
Beachten Sie nachstehende Ernährungs- und Verhaltenstipps bei erhöhten Harnsäurewerten:
- Heilsäfte aus Obst, Gemüse und Kartoffeln sind ideal bei Gicht, da ihr Harnsäuregehalt äußerst gering ist. Lediglich Kohlsaft ist bei Gicht nicht geeignet.
- Regelmäßige Stoffwechselkuren mit Brennnessel-, Löwenzahn- und Birkensaft im Frühjahr und Herbst.
- Gurkensaft regt die Ausscheidung von Harnsäure an.
- Mindestens zwei Liter Flüssigkeit täglich trinken, um alle Giftstoffe auszuschwemmen.
- Fleisch und Wurst sind nur in kleinen Mengen erlaubt (maximal zwei- bis dreimal pro Woche).
- Alkohol, Kaffee und üppige Mahlzeiten vermeiden, da sie die Ausscheidung von Harnsäure hemmen.

Heildrink: Blutreinigungssaft, Seite 109

Gürtelrose

Die Gürtelrose (Herpes Zoster) ist eine Hauterkrankung, die durch das gleiche Virus wie die Windpocken hervorgerufen wird. Anzeichen sind Hautrötung und Bläschenausschlag – zumeist gürtelförmig am Brustkorb auftretend – mit heftigen, brennenden Schmerzen und Juckreiz. Gürtelrose ist das Resultat einer Abwehrschwäche des Körpers. Eine intensive Behandlung mit immunstärkenden und antiviral wirksamen Obst- und Gemüsesäften ist neben einer notwendigen ärztlichen Behandlung wichtig.

- Täglich ein Glas Rote-Bete-Saft trinken.
- Den Bläschenausschlag mehrmals täglich mit Johanniskrautöl betupfen.
- Kompressen mit dem Absud der Rinde des Lapacho-Baumes (als Tee erhältlich).

Heildrinks: Virenblocker Seite 110, Energiedrink Seite 113

Halsschmerzen

Ein bewährtes Hausmittel bei Halsschmerzen ist mehrmals täglich die Einnahme eines Esslöffels Zwiebelsaft, mit etwas Bienenhonig gesüßt. Dazwischen sollten Sie reichlich mit warmem Wasser verdünnten Zitronensaft trinken, dem Sie ein wenig Bienenhonig beigeben.

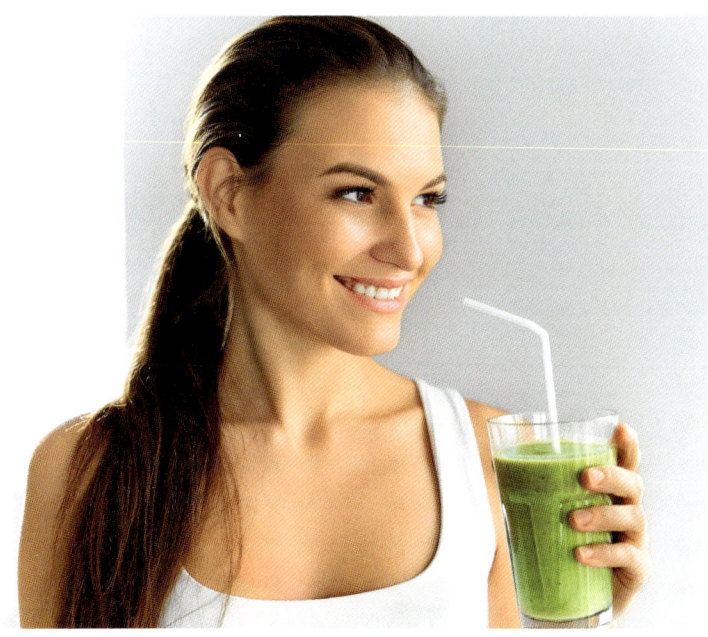

- Bei chronischen Halsschmerzen hilft das Gurgeln mit Preiselbeersaft.
- Auch alle Säfte mit Ingwer oder Petersilie unterstützen den Heilungsprozess.

Tipp: Ein asiatisches Rezept gegen Halsschmerzen: Gurgeln Sie je einen halben Teelöffel Kurkuma und Kochsalz, in einem Viertel heißen Wassers gelöst.

Harnwegsentzündungen, chronische
(siehe Blasenbeschwerden Seite 80)

Hauterkrankungen
Die Haut ist die Visitenkarte des Körpers, sie spiegelt alle inneren Störungen wider. Aus naturheilkundlicher Sicht sind Hautleiden Ausdruck eines gestörten Stoffwechsels: „Die Haut als Ventil des Körpers", so lautet das Zitat eines bekannten Naturarztes. Neben der äußerlichen Behandlung ist daher eine Reinigung von innen mit heilenden Säften sinnvoll, damit Hauterkrankungen dauerhaft abheilen.

- „Basissaft" bei Hauterkrankungen ist der Karottensaft, der wegen seines hohen Gehaltes an Beta-Carotin das Schönheitsmittel für die Haut ist und die Hautfunktion verbessert. Ergänzt wird er beispielsweise durch Löwenzahn-, Birken- und Brennnessel- oder Sauerampfersaft.
- Sauerampfersaft wirkt blutreinigend und lindert Hautstörungen wie Pickel und Ekzeme. Auch das Auflegen von frischen Blättern auf die befallenen Hautpartien ist wirksam und kann mehrmals am Tag wiederholt werden. Lassen Sie die Blätter so lange auf der betroffenen Hautpartie liegen, bis sie ihre Spannkraft verlieren.
- Bei unreiner Haut ist Meerrettich wegen seines Schwefelgehaltes zu empfehlen.
- Tipp: Ein besonders milder Heiler bei Hauterkrankungen ist der Saft der südamerikanischen Aloe-Vera-Pflanze. Daraus lässt sich problemlos eine Creme herstellen.

Heildrink: Hautcocktail, Seite 112

Hautkur:
Je ½ Glas Karottensaft und Gurkensaft, 3 EL Sauerampfersaft, 3 EL Löwenzahn- oder Brennnesselsaft
Zubereitung: Karotten- und Gurkensaft mischen und anstelle von Zwischenmahlzeiten verabreichen. Die Kräutersäfte dreimal täglich vor den Mahlzeiten nehmen.

Die Hautkur kann über vier bis sechs Wochen durchgeführt und bei Neigung zu unreiner Haut mindestens zweimal jährlich durchgeführt werden.

Herzbeschwerden, nervöse
Nervöse Herzbeschwerden äußern sich in Herzrasen, Herzstolpern oder Herzangst, ohne dass eine organische Ursache zu finden ist. Herzstärkende Säfte beruhigen das nervöse Herz.
Heildrink: Powercocktail mit Getreidewasser, Seite 115
Herztonic:
1 Glas Aprikosensaft, 3 EL Saft aus Weißdornblättern, Zitronensaft
Zubereitung: Aprikosen-und Weißdornsaft mischen, mit Zitrone abschmecken. Dieser Saft ist sehr kaliumreich, seine Wirkstoffe schützen und beruhigen das Herz.

Herz-Kreislauf-Beschwerden
Zur Stärkung der Herzfunktion und zur Vorbeugung von Arterienverkalkung empfiehlt sich folgende Kur:
Herz-Kreislauf-Kur:
Tägliche Kurmittel: 1 Glas Birnensaft, 2 EL Zwiebelsaft, 1 EL Knoblauchsaft, 1 EL Weißdornsaft
Durchführung: Birnensaft als tägliche Zwischenmahlzeit trinken. Die anderen Säfte dazugeben oder einzeln einnehmen. Zwiebel-, Knoblauch- und Weißdornsaft dreimal täglich vor den Mahlzeiten einnehmen.
Tipp: Diese Kur kann über mehrere Wochen/Monate durchgeführt werden.
Heildrink: Mineralspender, Seite 104

Infektanfälligkeit
Zur Vorbeugung und zur Stärkung des Immunsystems sind fast alle der in diesem Buch vorgestellten Obst- und Gemüsesäfte geeignet – je frischer, desto wirksamer.
Heildrinks: Regenerationsdrink, Seite 106, Anti-Infekt-Drink (siehe unten)
Anti-Infekt-Drink:
1 Apfel, ½ Glas Saft aus Preiselbeeren
Fruchtsäfte mischen, bei Infektanfälligkeit täglich trinken.

Insektenstiche

Reiben Sie die Hautstelle mit Zwiebelsaft ein; dies lindert Schmerzen und Juckreiz. Wenn Sie draußen unterwegs sind, zerreiben Sie Spitzwegerichblätter und träufeln den Saft auf die Haut.
Heildrink: Blutreinigungssaft, Seite 109

Jodmangel

Jod wird zum Aufbau der Schilddrüsenhormone benötigt. In Gebieten mit jodarmen Böden, z. B. im Gebirge, leiden viele Menschen unter Jodmangel, der sich in Form einer Schilddrüsenvergrößerung (Kropf) äußert. Ein solches Defizit kann mit Jodsalz ausgeglichen werden. Wegen seines hohen Jodgehaltes ist Brunnenkressesaft – zweimal täglich ein Esslöffel – eine gute pflanzliche Quelle.
Heildrink: Kräutercocktail, Seite 114

Kopfschmerzen und Migräne

Kopfschmerzen haben verschiedenste Ursachen. Eine Grundkrankheit ist in vielen Fällen nicht feststellbar. Familiäre Veranlagung, eine Fehlregulation des Nervensystems oder Wetterfühligkeit sind in der Regel für die Schmerzen verantwortlich.

- Bei akuten Beschwerden hat sich Löwenzahnsaft bewährt, von dem Sie so viel wie möglich trinken sollten. Das hat schon so manchen Kopfschmerzanfall beendet.
- Fenchel-Apfel-Saft entfaltet eine ähnlich gute Wirkung. Treten die Kopfschmerzen häufiger auf, so hat sich bewährt, Leber und Galle mit Säften aus Bitterstoffen anzuregen, z. B. Leber-Galle-Kur, Seite 94
- Nicht selten treten Kopfschmerzen auch im Zusammenhang mit Darmproblemen auf. Mit einer Darmkur und Sauerkraftsaft lassen sich dann auch die Schmerzen beheben.
- Magnesium und Vitamin B_2: Diese Vitalstoffe haben einen günstigen Einfluss auf die Energiegewinnung. Magnesium wirkt entspannend und entkrampfend. Vitamin B_2 steigert die Energiegewinnung der Kraftwerke der Zellen (Mitochondrien) und verbessert den Energiestoffwechsel im Gehirn.

Heildrink: Fitmacher, Seite 115
Tipp: Immer wiederkehrende Kopfschmerzen und Migräne sind oft Folgen einer Lebensmittelallergie. Hier muss mithilfe einer Ausschlussdiät der Verursacher, etwa eine Histaminunverträglichkeit oder allergieauslösende Konservierungsstoffe, aufgespürt werden.

HEILSÄFTE FÜR ALLE BESCHWERDEN

> **Akupressur gegen Kopfschmerzen**
>
> Zur Linderung von Kopfschmerzen 15 Sekunden lang folgende Punkte mit dem Daumen drücken: die Mittelpunkte der beiden Schläfen sowie die Punkte, die daumenbreit über der Augenbrauenmitte liegen.

Krebs (Tumorerkrankungen)

Eine Tumorerkrankung gehört in ärztliche Behandlung. Zur Vorbeugung und zur Nachbehandlung sind Heilsäfte jedoch sehr hilfreich. Säfte sind reich an Vitaminen, basischen Mineralstoffen und Enzymen, die bei Tumorkranken häufig fehlen. Säfte können dazu beitragen, dass die durch die Erkrankung oder Medikamente entstehenden freien Radikale abgebaut werden.

Insbesondere dunkelgrünes, orange-gelbes und rotes Obst und Gemüse ist reich an pflanzlichen Schutzstoffen (s. a. Seite 35), z. B. Kohl, Brokkoli, Rote Bete, Himbeeren und Blaubeeren. So normalisiert Rote-Bete-Saft den gestörten Zellstoffwechsel und unterstützt die Zellatmung. Ergänzen Sie die Säfte mit Kurkuma oder Zimt. Wissenschaftler haben zudem festgestellt, dass bei Krebskrankheiten überdurchschnittlich häufig die Darmflora gestört ist. Wichtiger Therapiepfeiler ist daher eine Darmreinigung und -regeneration mit Sauerkrautsaft und dem Blutreinigungssaft.

Zell- und Regenerationskur:
Tägliche Kurmittel: 200 ml Rote-Bete-Saft, 150 ml Karottensaft, 100 ml Schlehdornsaft, 1 Esslöffel Brunnenkressesaft
Durchführung: Trinken Sie die Säfte über den Tag verteilt, z. B. als Zwischenmahlzeiten. Den Brunnenkressesaft nehmen Sie bereits am Morgen ein.
Die Kur dauert einen Monat und kann mehrmals jährlich durchgeführt werden. Die Säfte sind in kleineren Mengen auch zur ständigen Vorsorge sehr gut geeignet.

Leber-Gallen-Leiden

Die Leber ist das zentrale Stoffwechselorgan des Körpers. Sie wird wegen ihrer Leistungsfähigkeit auch als „chemische Fabrik" bezeichnet. Ihre wichtigsten Aufgaben sind die Produktion von Gallensaft (für die Fettverdauung) und die Entgiftung des Körpers von Stoffwechselabbauprodukten, Alkohol und Medikamenten.

> **Leber-Galle-Störungen erkennen**
>
> - Unverträglichkeit bestimmter Nahrungsmittel, z. B. fette Speisen
> - Rasche Ermüdbarkeit, Erschöpfung
> - Völlegefühl, Blähungen, Übelkeit
> - Schmerzen im Oberbauch, Kopfschmerzen speziell nach den Mahlzeiten
> - Gelblich-graue Verfärbung des Teints, gelblich belegte Zunge

Leber-Galle-Kur:
Bei den ersten Anzeichen einer gestörten Leber-Galle-Funktion ist diese Kur zur Stärkung von Leber und Galle und zur Vorbeugung von Gallensteinen anzuraten.
Tägliche Kurmittel: 50 ml Löwenzahnsaft, 250 ml Artischockensaft, 100 g Rettichsaft
Durchführung: Die Säfte dreimal täglich eine halbe Stunde vor den Mahlzeiten einnehmen. Jeder Saft kann zur Vorbeugung auch über längere Zeit einzeln eingenommen werden.

Magen-Darm-Störungen

Bei Völlegefühl, Blähungen oder Appetitmangel aktiviert eine Saftkur sämtliche Funktionen des Verdauungssystems und beseitigt Störungen nachhaltig. Kartoffelsaft bindet die überschüssige Magensäure und hilft gegen Sodbrennen und krampfartige Magenschmerzen.
Heildrink: Magenstärker, Seite 109
Magen-Darm-Kur:
Tägliche Kurmittel: Kartoffelsaft und Artischockensaft
Durchführung: Trinken Sie zweimal täglich je ein halbes Glas Kartoffelsaft; zusätzlich nehmen Sie dreimal pro Tag jeweils einen Esslöffel Artischockensaft zu sich.
Tipp: Ein Teelöffel oder eine Kapsel Heilerde nach einem fetten Essen wirkt dem Völlegefühl nachhaltiger entgegen als das berühmte „Schnäpschen".

Mundgeruch

Mundgeruch kann durch verschiedene Erkrankungen entstehen. Mögliche Ursachen sind kranke Zähne, Zahnfleischentzündung, chronische Verstopfung oder Magenerkrankungen. Mundspülungen mit Säften und Heilpflanzen können eine Behandlung unterstützen.

- Mundspülungen mit Salbeisaft (aus der Apotheke).

- Dillsamen kauen.
- Frische Melissenblätter kauen, damit der Saft austritt
- Saftkur zur Reinigung und Regeneration des Darms (Seite 83), zusätzlich täglich ein kleines Glas Sauerkrautsaft trinken.

Bei Mundgeruch hilft es, nach dem Zähneputzen auch die Zunge mit einer weichen Bürste zu reinigen.
Heildrink: Verdauungscocktail, Seite 112

Mundschleimhautentzündung

Bei akuten Beschwerden trägt frisch gepresster Karottensaft durch seinen Gehalt an Vitamin A zur Abheilung der Schleimhautentzündung bei. Wiederkehrende Entzündungen oder Aphthen sind oftmals ein Hinweis auf Vitaminmangel oder eine geschwächte Abwehrlage. Hier helfen Säfte mit hohem Vitamingehalt – vor allem Vitamin A, B und C – und immunstärkenden Stoffen.
Heildrink: Gaumenfreude, Seite 113

Nervosität

Schwache Nerven brauchen eine vitalstoffreiche Nahrung.
- Eine Kur mit Traubensaft oder Hafersaft (Rezept Hafer-Vitaldrink, Seite 115) stärkt das Nervensystem.
- Bereits in der traditionellen Volksheilkunde war bekannt, dass Säfte aus Wurzelgemüse, – z.B. Sellerie, Rote Bete – eine besondere Heilwirkung auf die Nerven besitzen.
- Die reinste Nervennahrung sind die Vitamine B_1, B_3 sowie Spurenelemente wie Magnesium, die reichlich in Spinat, Löwenzahn und Weizenkeimen enthalten sind.
- Zur Nervenstärkung sollten Sie jeweils am Abend einen Esslöffel Baldrian- oder Johanniskrautsaft einnehmen. Die Säfte beruhigen und sorgen für einen entspannten und gesunden Schlaf.

Heildrinks: Anti-Stress-Drink, Seite 107, Aufbaudrink, Seite 107
Baldrian ist der bekannteste und wirksamste Nervenberuhiger. Man kann ihn in Form von Tee, Tabletten, aber auch als Saft einnehmen.

Nierenfunktionsstörungen

Bei vielen Stoffwechselstörungen ist es wichtig, die Nierenfunktion anzuregen, damit Gift- und Schlackenstoffe ausgeschwemmt werden können. Auch zur Vorbeugung von Nieren- und Blasensteinen ist eine Kur mit Säften sinnvoll.

- Gurkensaft regt die Nierenfunktion an und schwemmt Stoffwechselschlacken aus.
- Trinken Sie dreimal täglich einen Esslöffel Birkensaft mit etwas Wasser.
- Nehmen Sie zweimal täglich kurmäßig über drei Wochen einen Esslöffel Petersiliensaft ein.
- Schlucken Sie dreimal täglich einen Esslöffel Meerrettichsaft; bei Neigung zu Blaseninfekten hilft eine Kur mit Cranberrysaft oder ebenso gut Johannisbeer- und Karottensaft.
- Zur gründlichen Durchspülung der Harnwege ist zusätzlich zu den Säften eine Trinkmenge von zwei bis zweieinhalb Litern Mineralwasser oder Kräutertee pro Tag erforderlich.

Nieren-Blasen-Kur:
Tägliche Kurmittel: Löwenzahn- und Brennnesselsaft, Apfel-Sellerie-Saft
Durchführung: Apfel-Sellerie-Saft über den Tag verteilt trinken. Jeweils einen Esslöffel Löwenzahn- und Brennnesselsaft dreimal täglich vor den Mahlzeiten einnehmen.

Reizmagen/Magenschleimhautentzündung (Gastritis)

Säurereiche Ernährung bzw. eine ungesunde Lebensweise schlagen leicht auf den Magen. Bei akuten Entzündungen der Magenschleimhaut (Gastritis) liegt ein Säureüberschuss vor. Basische Säfte beruhigen den gereizten Magen.

- Trinken Sie bei einer Übersäuerung des Magens zweimal täglich ein kleines Glas Kartoffelsaft vor dem Essen.
- Bei chronischer Gastritis liegt paradoxerweise häufig ein Magensäuremangel vor, der auf die Bitterstoffe des Löwenzahn- und Brennnesselsaft positiv anspricht.
- Kräuter wie Dill, Basilikum und Brunnenkresse regen allgemein die Verdauungssäfte an.
- Bei Geschwüren und chronischen Entzündungen der Magenschleimhaut fördert eine Kur mit Weißkohlsaft den Heilungsprozess.
- Es empfiehlt sich eine Trinkkur mit frisch gepresstem Weißkohlsaft, in den man einen Teelöffel eingeweichten Leinsamen gibt. Löffelweise einnehmen

und langsam kauen; dreimal täglich durchführen. Wer durch den Weißkohlsaft starke Blähungen bekommt, kann auf Kartoffelsaft umsteigen.
Heildrink: Magenschoner, Seite 116
Hinweis: Bei anhaltenden oder immer wiederkehrenden Magenschmerzen sollte eine Infektion mit dem Bakterium Helicobacter pylori ausgeschlossen werden.

Rheuma, rheumatische Beschwerden

Rheuma ist ein Überbegriff für 400 verschiedene Gelenk-, Knochen- und Weichteilerkrankungen, deren Entstehung und Beschwerdebild oft nur wenig Übereinstimmungen zeigen. Im Volksmund versteht man unter dieser Bezeichnung insbesondere den Gelenkverschleiß (Arthrose) und die Gelenkentzündung (Arthritis). Untersuchungen zeigen, dass eine basenreiche Ernährung inklusive Obst- und Gemüsesäfte eine deutliche Wirkung auf rheumatische Erkrankungen haben.
Die regelmäßige Entgiftung und Entschlackung des Organismus ist wesentlicher Teil der Rheumatherapie.
Gurkensaft sorgt für die Entschlackung und Ausschwemmung von Giftstoffen.
Heildrinks: Blutreinigungssaft, Seite 109, Milz-Stärker, Seite 109
Rheuma-Gicht-Kur:
300 g Apfelsaft, 3 EL Brennnesselsaft, 1 EL Wacholdersaft (aus der Apotheke oder alternativ zerdrückte Beeren oder Tee)
Durchführung: Den Apfelsaft nehmen Sie anstelle einer Hauptmahlzeit ein, den Wacholdersaft, den Brennnesselsaft und Kräutersaft dreimal täglich vor den Mahlzeiten. Die Kur kann mehrmals im Jahr durchgeführt werden und sollte jeweils vier Wochen nicht überschreiten, da die längere Einnahme von Wacholdersaft zu Nierenreizungen führen kann.

Schlafstörungen

Mögliche Ursachen für Schlafstörungen sind u. a. Stress, spätes Abendessen, spätes Filmeschauen oder Videospiele, ungesunde Ernährung oder seelische Probleme.
- Zur Beruhigung hat sich ein Saft aus Karotten, Sellerie und Petersilie (Rezept Schlafcocktail, Seite 105) bewährt, der abends eingenommen werden sollte.
- Je einen Esslöffel Baldriansaft und Johanniskrautsaft mit etwas Orangen- oder Grapefruitsaft mischen und mit etwas Bienenhonig süßen; abends zur Beruhigung trinken.

- Auch der Hafer-Vitaldrink (Rezept Seite 115) wirkt entspannend und verhilft zu einem ruhigeren Schlaf.

Schluckauf
Bei einem häufig wiederkehrenden Schluckauf sind folgende Maßnahmen hilfreich:
- Zitronensaft mit Wasser verdünnt trinken.
- Dill kauen, bis der Saft austritt.

Heildrink: Wake-up, Seite 113

Schnupfen
Inhalationen mit Zwiebelsaft reinigen und befreien die oberen Atemwege: Eine geschälte Zwiebel fein hacken und leicht quetschen, bis der Saft austritt. Dann in heißes Wasser geben und den Dampf einatmen. Das befreit die Atemwege.
Tipp: Zusätzlich nachts einen kleinen Teller mit in Scheiben geschnittenen und leicht gequetschten Zwiebeln ans Bett stellen.
Heildrink: Aufbaudrink, Seite 107

Schuppen
Schwefelhaltige Säfte reduzieren die Schuppenbildung: Meerrettich, Zwiebeln, Sauerkraut und Zitronen. Von dem Meerrettichsaft kurmäßig dreimal täglich jeweils einen Esslöffel über mehrere Wochen hinweg einnehmen; außerdem in der Küche viel Meerrettich verwenden.
Heildrink: Mineralspender, Seite 104

Schuppenflechte (Psoriasis)
Die Schuppenflechte ist eine hartnäckige Hautkrankheit, deren Ursache noch nicht genau bekannt ist. So ungeklärt die Ursachen der Schuppenflechte sind, so klar steht fest: Mit der Sanierung Ihres Immunsystems befinden Sie sich auf dem besten Weg zur Heilung.
Saftkuren, die regelmäßig übers Jahr verteilt vorgenommen werden, können eine positive Entwicklung unterstützen.
Heildrink: Stoffwechseldrink, Seite 112

Sodbrennen
Trinken Sie bei Sodbrennen ein Gläschen Kartoffelsaft morgens nach dem Aufstehen und abends vor dem Zubettgehen. Kartoffelsaft bindet überschüssige Magensäure

und lindert rasch das Brennen. Eine andere sehr wirkungsvolle Möglichkeit ist der basische Kohlsaft. Ein Viertelliter davon hilft täglich bei Schleimhautentzündung und zur Ausheilung von Geschwüren. Optimal ist eine Kur über zwei Wochen.

Übergewicht
Gemüsesäfte sind im Gegensatz zu Fruchtsäften kalorienarm. Saftfastenkuren sind der ideale Einstieg, um das Körpergewicht zu reduzieren und für die Umstellung der Ernährung (siehe Seite 14 und 83).
Heildrink: Entschlackungssaft, Seite 105
Tipps zur Gewichtsreduktion:
- 2 Gläser Gurkensaft oder andere Gemüsesäfte anstelle des Abendessens zu sich nehmen.
- Kuren mit Löwenzahn- und Brennnesselsaft, zweimal jährlich, zur Ankurbelung des Stoffwechsels durchführen. Bitterstoffe lindern Hungergefühle und beruhigen Magen und Darm.
- Einen Safttag pro Woche mit Gemüsesäften einlegen
- Rote-Bete-Saft, evtl. mit etwas Apfelsaft gemischt unterstützt die Leber beim Fettabbau, entschlackt und entgiftet.
- Alkoholverzicht!
- Langsame und dauerhafte Gewichtsabnahme: ein halbes Kilogramm pro Woche ist ideal.

Verdauungsschwäche
Mit zunehmendem Alter wird die Verdauungsfunktion träger. Milchsaure Säfte und Enzyme sind eine wertvolle Hilfe, um die Verdauung zu unterstützen.
- Dreimal täglich einen Esslöffel Sauerkrautsaft vor den Mahlzeiten einnehmen.
- Ananassaft mit seinem hohen Anteil an Bromelain regt die Verdauungsenzyme an. Sie können ihn auch mit Grapefruitsaft mixen

Heildrink: Aufbaudrink, Seite 107

Verstimmung, depressive
„Sauer macht lustig" oder „Wermut heilt Schwermut" sind Volksweisheiten, die den Zusammenhang zwischen Ernährung und seelischem Befinden deutlich machen. Die in Artischocke und Löwenzahn enthaltenen tonisierenden Bitterstoffe regen nicht nur den Darm an, sondern hellen auch die Stimmung auf. Der wirkungsvolls-

te Pflanzensaft bei depressiver Verstimmung ist jedoch Johanniskrautsaft. Das in Johanniskraut enthaltene Hypericin hellt nicht nur die Stimmung auf, es aktiviert auch die Zellatmung und steigert damit das allgemeine Wohlbefinden.

- Viermal täglich einen Esslöffel von mit wasser verdünntem Johanniskrautsaft einnehmen.
- Zwei Esslöffel Haferwasser wechselweise mit Tomaten-, Karotten- oder Orangensaft mischen; zweimal täglich ein Glas trinken.
- Depressiven Verstimmungen liegt häufig ein Mangel an bestimmten Mineralien und Vitaminen zu Grunde, besonders an den Vitaminen B_3 und E und an Magnesium. Zur Behebung der Unterversorgung sollten Sie diese Mineralien und Vitamine am besten sechs Wochen kurmäßig und gezielt einnehmen.

Verstopfung

Chronische Verstopfung führt zu einer Anhäufung von Stoffwechselendprodukten. Säfte aus Sauerkraut und Knoblauch binden die belastenden Stoffe und bringen die Verdauung in Schwung.

- Dreimal täglich ein kleines Glas Sauerkrautsaft trinken.
- Dreimal täglich einen Esslöffel Knoblauchsaft in etwas Gemüsebrühe einnehmen.
- Sorgen Sie für eine ballaststoffreiche Ernährung, und nehmen Sie zusätzlich Flohsamen oder Leinsamen ein. Wichtig ist eine ausreichende Flüssigkeitsmenge – mindestens zwei Liter täglich – sonst bewirken die Ballaststoffe den gegenteiligen Effekt.
- Bei akuter Verstopfung hilft oft einmalig Sauerkrautsaft, bei chronischer Verstopfung ist eine Kur zu empfehlen.

Heildrink: Verdauungscocktail, Seite 112
Kur zur Darmanregung:
Tägliche Kurmittel: ½ Glas Pflaumensaft, 1 Glas Apfelsaft, 3 EL Knoblauchsaft, 2 EL Weizenkleie
Durchführung: Trinken Sie morgens nüchtern den Pflaumensaft, mittags und nachmittags nehmen Sie den Apfelsaft und dreimal täglich vor den Mahlzeiten den Knoblauchsaft mit etwas Gemüsebrühe ein. Bei einer Neigung zu chronischer Darmträgheit ist eine Kur über mehrere Wochen sinnvoll.

Warzen

Warzen sind gutartige, meist durch Viren hervorgerufene Wucherungen der Haut. Oftmals entziehen sie sich hartnäckig der üblichen Therapie. Die äußerliche Anwendung von Knoblauchsaft bringt oft gute Erfolge: Betupfen Sie die Warzen mehrmals täglich mit Knoblauchsaft und umwickeln Sie die Stellen abends mit einem in Knoblauchsaft getränkten Tuch.
Heildrink: Blutreinigungssaft, Seite 109
Früher wurden Warzen mit Schöllkraut behandelt. Die Pflanze ist allerdings giftig und kann die Haut reizen.

Wetterfühligkeit

Viele Menschen reagieren auf eine Wetterveränderung mit Unwohlsein, Blutdruckschwankungen und Schwindelgefühl.
Eine Kur mit dem Hafer-Vitaldrink (Rezept Seite 115) fördert die Anpassung des Organismus an Wetterschwankungen
Heildrink: Fitnessdrink, Seite 107

Wurmkrankheiten

Das ätherische Öl der Karotten wirkt lähmend auf Maden und Spulwürmer. Bei einer Wurmkur nimmt man mindestens drei Tage lang so viel frisch gepressten Karottensaft und geriebene Karotten wie möglich zu sich. Die „wehrlos" gemachten Parasiten werden dann mit Abführmitteln problemlos aus dem Darm geschleust.
Zur intensiven Reinigung des Darms ist zusätzlich eine Knoblauchkur, 3-mal täglich 1 EL in Gemüsebrühe oder Gemüsesäften gelöst, notwendig. Alternativ kann dieselbe auch mit Bärlauchsaft durchgeführt werden.
Heildrink: Red Star, Seite 113

Zahnfleischbluten

Spülungen mit Grapefruit- oder Zitronensaft beseitigen Zahnfleischbluten.
Heildrink: Gaumenfreude, Seite 113

Zahnschmerzen

Den schmerzenden Zahn und das umliegende Zahnfleisch mit frisch gepresstem Knoblauchsaft einreiben.
Heildrink: Regenerationsdrink, Seite 106

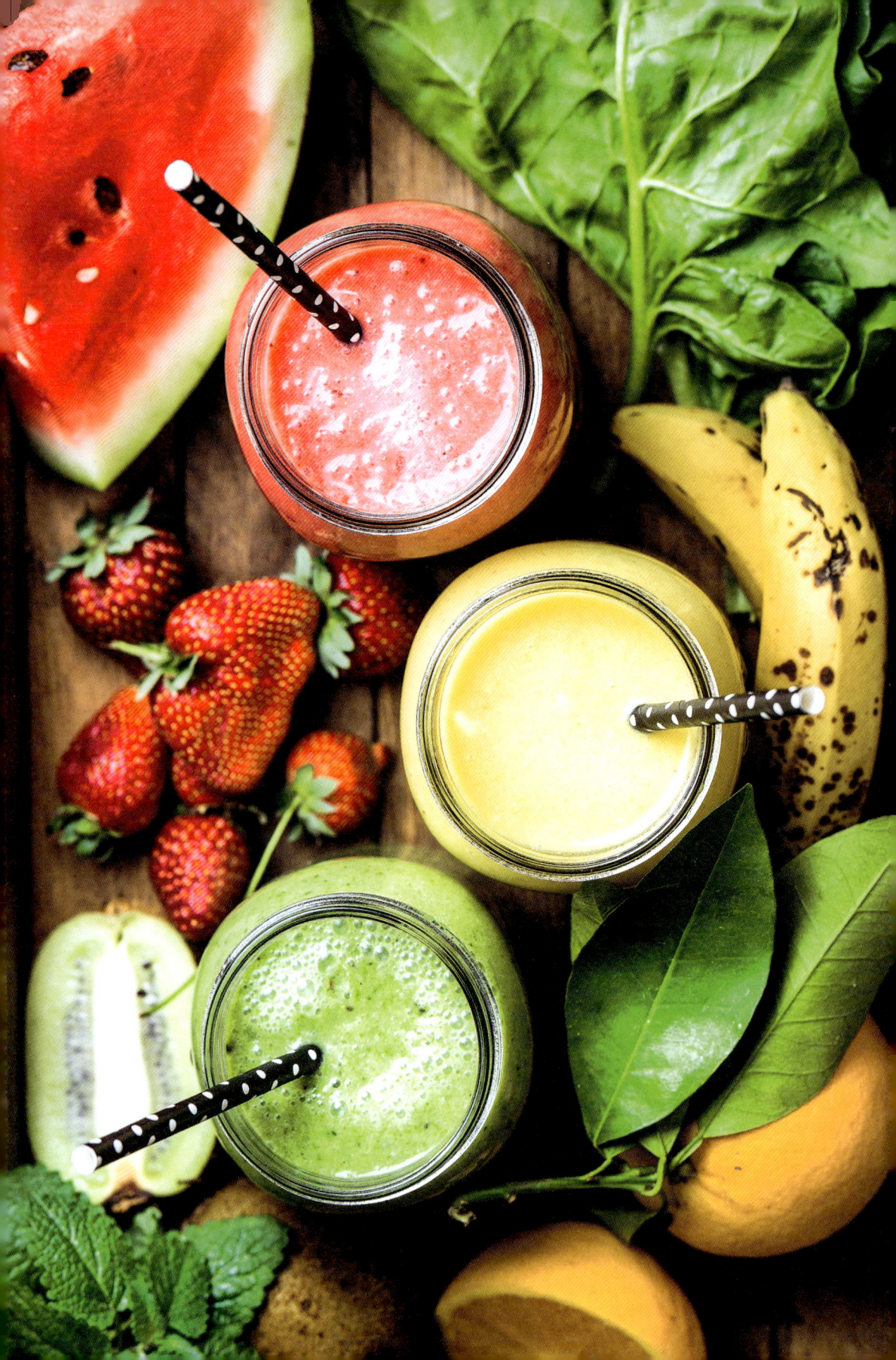

Basische Säfte für Gesundheit und Vitalität

Das Wichtigste bei der Verarbeitung und Zubereitung von Obst und Gemüse bzw. Säften ist die schonende Behandlung der frischen Rohprodukte. Insbesondere Vitamine reagieren sehr empfindlich auf Sauerstoff, Licht oder Hitze. Durch unsachgemäße Behandlung können bis zu 90 Prozent der lebenswichtigen Vitamine, aber auch ein Großteil der Mineralstoffe und Spurenelemente verloren gehen. Saftcocktails sind jedoch nicht nur aufgrund ihres Gehalts an basischen Mineralien und Vitalstoffen so beliebt, sondern in erster Linie wegen ihres ausgezeichneten Geschmacks. In diesem Kapitel finden Sie zahlreiche Rezeptvariationen für köstliche und gesunde Frucht- und Gemüsedrinks. Ob Saftmischungen aus heimischen Früchten oder exotische Kreationen – probieren Sie die Rezepte einfach aus und entscheiden Sie nach Geschmack, welcher Vitalcocktail Ihr Lieblingsdrink ist.

LECKERE UND GESUNDE FITMACHER

Mit basischen Obst- und Gemüsesäften können Sie gezielt Gesundheit tanken und gesundheitlichen Störungen vorbeugen. Die nachfolgenden Rezepte sind, sofern nicht anders angegeben, für **jeweils eine Portion** berechnet.

Lassen Sie sich aber nicht daran hindern, eigene Kreationen zu probieren und damit Ihre eigene Geschmacksnote aufzuspüren. Natürlich ist es auch möglich, die Zutaten gezielt zur Heilung von Beschwerden auszuwählen. Schauen Sie einfach nach – ab Seite 42.

Mineralspender

2 Pfirsiche
1 Orange
2 Äpfel
kohlensäurearmes Mineralwasser

Zubereitung: Gewaschenes Obst in Scheiben schneiden, die Orange schälen. Die Früchte in den Entsafter geben und auspressen.

Tipp: Eine Prise Zimt verleiht dem Mineralspender noch eine zusätzliche Geschmacksnote. Zimt harmoniert sehr gut mit Orangen und Äpfeln.

Der Muntermacher

1 Scheibe Ananas
1 Grapefruit

Zubereitung: Grapefruit schälen und zerteilen. Ananasscheibe vierteln und entsaften. Bei einer Ananas aus kontrolliert biologischem Anbau können Sie die äußere Schale nach gründlicher Reinigung zum Entsaften mit verwenden.

Die Zutaten des „Muntermachers" tragen dazu bei, Ihre Verdauung auf Trab zu bringen. Außerdem enthalten sie eine kräftige Dosis Vitamin C.

Grapefruit-Drink

1 rosa Grapefruit
2 Karotten
1 Apfel

Zubereitung: Grapefruit schälen und in den Entsafter geben. Karotten und Apfel waschen und ebenfalls auspressen.

Grapefruit enthält Stoffe, die reinigen und sogar gegen Krebs vorbeugen sollen.

BASISCHE SÄFTE FÜR GESUNDHEIT UND VITALITÄT

Biene Maja
1 Orange
½ Limette
1 EL Blütenpollen
Zubereitung: Orange und Limette auspressen und mischen. Blütenpollen unterrühren. Die Zugabe von Blütenpollen macht den Saft besonders hochwertig.

Krafttrunk
¼ Ananas
1 kleines Stück Ingwer oder Galgant (ca. 1 cm lang)
Zubereitung: Ananas schälen, mit Strunk pressen und mit dem frisch gepressten Ingwer oder Galgant mischen. Sehr anregend und wohlschmeckend.

Entschlackungssaft
100 ml Ananassaft
150 ml Sauerkrautsaft
1 Prise Muskatblüte
etwas Selleriegrün
Zubereitung: Zutaten miteinander mischen, mit Selleriegrün verzieren.

Schlafcocktail
2 Karotten
1 Stück Sellerie
½ Bund Petersilie
Zubereitung: Karotten, Sellerie und Petersilie auspressen und gut vermischen. Ein sehr vitalisierendes Getränk!

Grüner Leber-Galle-Saft
1 grüne Paprikaschote
¼ Brokkoli (etwa 125 g)
1 Kiwi
Zubereitung: Paprikaschote waschen, halbieren und die Kerne entfernen. Brokkoli waschen und in kleinere Stücke teilen. Kiwi schälen und vierteln. Zusammen entsaften.

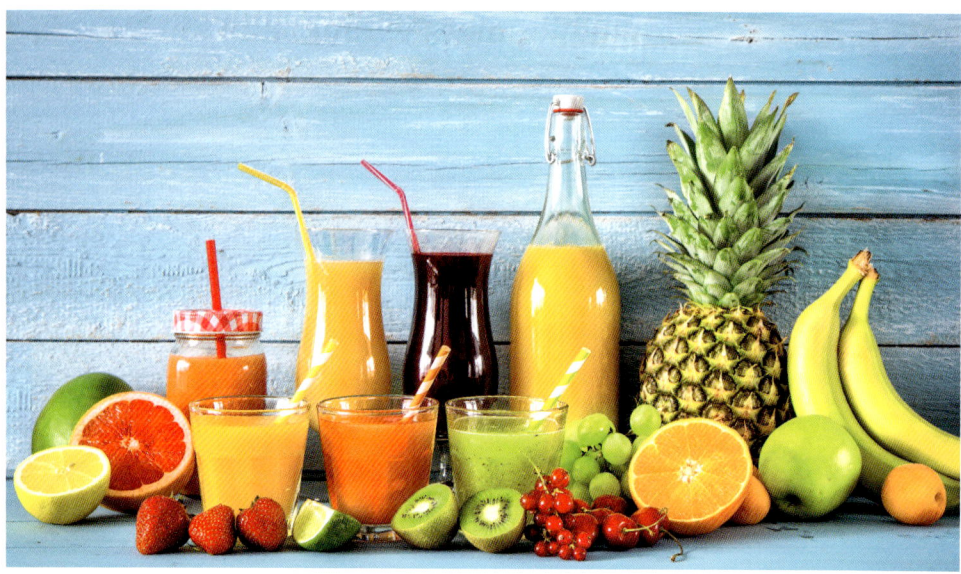

Sportlerdrink
2 Karotten
1 Stück Sellerie
Zitronensaft
Magnesiumreiches Mineralwasser
Zubereitung: Säfte frisch pressen, vermischen und mit Mineralwasser auffüllen.]

Vitamincocktail
1 Orange
½ Zitrone
1 Apfel
½ Glas weißer Traubensaft
Zubereitung: Säfte frisch pressen und mischen.

Regenerationsdrink
1 Apfel
1 Orange
1 Stück Ananas
1 EL Sanddornsaft
Magnesiumreiches Mineralwasser

BASISCHE SÄFTE FÜR GESUNDHEIT UND VITALITÄT

Zubereitung: Säfte vermischen und mit Mineralwasser aufgießen. Der Regenerationsdrink ist besonders wirksam bei Frühjahrsmüdigkeit.

Aufbaudrink
1 Apfel
1 Orange
½ Grapefruit
Zubereitung: Säfte frisch pressen und vermischen.
Tipp: Mit etwas Pfirsichsaft kann der kräftige Geschmack dieses Cocktails auf Wunsch abgemildert werden.

Fitnessdrink
⅓ Tomatensaft
⅓ Karottensaft
⅓ Sauerkrautsaft
Selleriesalz
Zubereitung: Säfte frisch pressen, vermischen und mit Selleriesalz abschmecken.

Anti-Stress-Drink
2 reife Tomaten
1 rote Paprika
1 Stück Gurke (ca. 5 cm)
5-6 frische Basilikumblätter
etwas Zitronensaft
Salz, Pfeffer, 2 Tropfen Tabascosauce (nach Bedarf)
Zubereitung: Gemüse auspressen, mit dem Basilikum mixen, nach Geschmack würzen und eventuell mit etwas Eis auffüllen.
Der „Anti-Stress-Drink" gibt dem Körper wieder die Vitalstoffe zurück, die der Stress ihm entzogen hat.

Basisches Power-Paket
1 Apfel
Saft von ½ Zitrone
1 Karotte
1 Stück Sellerie
Zubereitung: Die Säfte frisch pressen und vermischen.

Blutbildungssaft

250 g frische Spinatblätter
1 kleine Zwiebel
1 kleines Stück Sellerie
Petersilie
1 Prise Meersalz
Bei Bedarf 1 Schuss Worcestersauce

Zubereitung: Das Gemüse entsaften, die Säfte gut vermischen. Mit etwas Worcestersauce und Salz abschmecken.

Tipp: Der Blutbildungssaft ist wegen seines hohen Gehaltes an Eisen und Folsäure besonders für Frauen zu empfehlen.

Anti-Infekt-Drink

1 Apfel
½ Glas Preiselbeersaft

Zubereitung: Fruchtsäfte mischen. Bei Infektanfälligkeit täglich trinken.

Managerdrink

½ Glas Mangosaft
100 ml Orangensaft
100 ml Möhrensaft
1 EL Zitronensaft
½ TL Bienenhonig
Frische Melisse

Zubereitung: Alle Zutaten mischen und Melisse darüber geben.

Detox-Bombe

1 Rote Bete
1 Karotte
1 Apfel
1 TL Leinöl

Zubereitung: Rote Bete und Karotte schälen. Zusammen mit dem Apfel entsaften. Leinöl unterrühren.

Tipp: Wenn die Rote Bete aus Bio-Anbau stammt, können Sie auch das Blattgrün mit verwenden. Nach dem Waschen das Grün grob hacken und mit in den Entsafter geben.

Basischer Blutreinigungssaft
½ mittelgroße Rote Bete
1 Apfel
1 Löffelspitze frisch geriebener Meerrettich
Zubereitung: Säfte frisch pressen, Meerrettich dazugeben und gut verrühren.
Der Blutreinigungssaft empfiehlt sich besonders bei Hautunreinheiten und Ekzemen.

Magenstärker
Sauerkrautsaft und Tomatensaft zu gleichen Teilen
1 Prise Salz, Pfeffer
Bei Bedarf 1 Tropfen Tabascosauce
Zubereitung: Säfte mischen, Salz und Pfeffer hinzugeben und mit Tabascosauce abschmecken.

Milz-Stärker
2 Stangen Staudensellerie
1 daumengroßes Stück Ingwer
2 Karotten
1 kleine Zucchini
Zubereitung: Alle Zutaten waschen und zerkleinern. Fasern der Staudensellerie abziehen. Entsaften und in kleinen Schlucken trinken.
Auch Bauchspeicheldrüse und Magen profitieren vom Milz-Stärker.

> **Tipp: Warme Gemüsesuppe**
>
> Bereiten Sie ganz einfach naturreine Suppen, indem Sie Gemüsesaft sanft erwärmen. Die warme Mahlzeit ist eine Wohltat für Magen und Darm. Das gilt auch während der Zeit des Saftfastens.

Energietonic
20 ml Kirschsaft
80 ml Birnensaft
40 ml Mangosaft
40 ml Orangensaft
Eiswürfel

Zubereitung: Das Glas schräg halten und die Säfte vorsichtig nacheinander hineingießen, sodass sie sich nicht durchmischen. Das ergibt eine schöne farbliche Anordnung. Besonders erfrischend schmeckt das Energietonic mit einigen Eiswürfeln.
Tipp: Dieses Tonic eignet sich als erfrischender und alkoholfreier Aperitif, wenn Sie Gäste haben.

Heller Fruchtmix
1 Orange
½ Mango
1 Birne
1 Apfel
1 Karotte
Zubereitung: Orange und Mango schälen. Birne, Apfel und Karotte waschen. Alle Zutaten entsaften.

Vitaminspender
¼ Teil Sauerkirschsaft
¼ Teil Ananassaft
½ Teil basenreiches Mineralwasser
Zubereitung: Säfte pressen, vermischen und mit Mineralwasser auffüllen.
Täglich ein Glas vom Vitaminspender getrunken und Sie sorgen auf eine einfache Weise für eine ausreichende Versorgung mit Vitamin C.

Aufbautonic
½ Glas Tomatensaft
½ Kiwi
½ TL Sojasauce
½ TL Ahornsirup
Pfeffer, Mineralwasser, 2 Cocktailtomaten zum Garnieren
Zubereitung: Kiwi mit Tomatensaft, Sojasauce und Ahornsirup pürieren. Mit Pfeffer abschmecken. Mit Mineralwasser aufgießen und mit halben Cocktailtomaten garnieren.
Tipp: Mit einer Prise Cayennepfeffer gewinnt das Getränk noch weiter an Kraft.

BASISCHE SÄFTE FÜR GESUNDHEIT UND VITALITÄT

Virenblocker
1 kleine Knolle Rote Bete
¼ Kopf Weißkohl
1 große Orange
1 Chilischote
Thymian
Zubereitung: Rote Bete grob zerkleinern, mit Weißkohl und der entkernten Chilischote in den Entsafter geben. Die Orange schälen und in den Entsafter geben oder auspressen und den Saft hinzugeben. Einige Blättchen Thymian dazugeben.

ERFRISCHENDE OBST- UND GEMÜSECOCKTAILS MIT TEE

Sommerprise (für 4 Personen)
400 ml Apfelsaft
1 EL Minzeblätter
1 EL Zitronensaft
Eiswürfel
300 ml Schwarzer Tee (z. B. Darjeeling)
Zubereitung: Schwarzen Tee mit Minzeblättern zubereiten, fünf Minuten ziehen lassen. Abkühlen lassen und zu dem Apfel- und Zitronensaft geben, mit Eiswürfeln auffüllen.
Tipp: Fruchtsäfte bekommen mit ein wenig Zitronenmelisse oder Minze eine besondere Geschmacksnote.

Malvendrink (für 4 Personen)
½ Liter Malventee
2 Orangen, ausgepresst
2 Zitronen, ausgepresst
4–6 Eiswürfel
Zubereitung: Tee abkühlen lassen und mit den frisch gepressten Säften vermischen. Eiswürfel dazugeben.

Verdauungscocktail I
1 Beutel Pfefferminztee
1 Beutel Grüntee
½ Ananas

125 ml Mangosaft
Minzeblätter
Zubereitung: Die Teebeutel mit 500 ml kochendem Wasser aufbrühen und 5 Minuten ziehen lassen. Tee kalt stellen. Ananas entsaften und zusammen mit dem Mangosaft zu dem Tee geben. Nach Wunsch mit Eiswürfeln und Minzeblättchen garnieren.

REZEPTE MIT MILCH, MANDELDRINK & CO.
Alternativen zu Kuhmilch sind Soja- oder Mandeldrink. Im Handel gibt es zudem viele laktosefreie Milchprodukte.

Hautcocktail
½ Apfel
50 ml Karottensaft
50 ml Kefir (ersatzweise Milch, Mandeldrink oder Molke)
1 EL Zitronensaft
Zubereitung: Apfel fein raspeln und mit Zitronensaft beträufeln. Karottensaft und Kefir dazugeben und gut mischen.

Verdauungscocktail II
1 große Orange
1 kleiner Apfel
100 ml Buttermilch (oder Molke)
1 EL Weizenkeime
Zubereitung: Orange auspressen, Apfel fein raspeln, die Früchte gut miteinander vermischen. Orangen-Apfel-Püree unter die Buttermilch rühren, Weizenkeime zugeben.

> **Getreidekeime**
>
> Weizenkeime eignen sich hervorragend zur Aufwertung von Säften, denn sie gehören zum wertvollsten Teil des Getreidekorns. Weizenkeime schmecken angenehm und leicht nussig.

Stoffwechseldrink
½ Liter Molke
1 Orange

BASISCHE SÄFTE FÜR GESUNDHEIT UND VITALITÄT

1 Karotte
2 fein geraspelte Äpfel
Zubereitung: Molke und Orangen- und Karottensaft mischen und etwa eine halbe Stunde kühl stellen. Geraspelte Äpfel dazugeben und sofort trinken.

Stärkungscocktail
4 EL Sanddornsaft
¼ Liter Buttermilch
Echte Vanille
2 Eiswürfel
Zubereitung: Sanddornsaft mit Buttermilch vermischen, mit Vanille abschmecken und Eiswürfel dazugeben.

Red Star
Schwarzer Johannisbeersaft und Kefir zu gleichen Teilen
Zubereitung: Saft frisch pressen, mit Kefir vermischen und möglichst sofort trinken.
Tipp: Kefir können Sie auch einfach selbst herstellen. Einmal angesetzt, vermehrt er sich rasch, und es besteht kein Bedarf mehr ihn einzukaufen.

Gaumenfreude
100 g Heidelbeeren
200 ml Buttermilch
1 TL Weizenkeime
Zubereitung: Zutaten vorsichtig im Mixer mischen.

Wake-up
1 Glas frischer Aprikosensaft
2 EL probiotischer Joghurt
Saft von ½ Zitrone
Zubereitung: Aprikosen- und Zitronensaft frisch pressen und mit Joghurt mixen.

Energiedrink
½ Banane
1 Karotte
kalte Molke (alternativ Mandeldrink)
Zubereitung: Alle Zutaten im Mixer verquirlen und sofort servieren.

Winterhonig-Frucht-Milch
½ Apfel, entsaftet
½ Orange, entsaftet
½ Banane, entsaftet
1 Scheibe Ananas, entsaftet
¼ Liter Milch (alternativ Pflanzendrink wie Mandel- oder Sojadrink)
2 EL Bienenhonig
1 Stück ungespritzte Zitronenschale
2 Eiswürfel
Zubereitung: Milch mit Bienenhonig verquirlen. Nacheinander die frisch gepressten Obstsäfte hinzugeben. Mit Zitronenschale und Bienenhonig abschmecken. Eiswürfel dazugeben.

Kräutercocktail
1 Bund frischer Dill
5 EL Naturjoghurt
1 Prise Meersalz oder 1 Tropfen Tabascosauce (bei Bedarf)
Basenreiches Mineralwasser
Zubereitung: Dill, Joghurt und Gewürze mit etwas Eis durchmixen. Anschließend mit gekühltem Mineralwasser auffüllen.

POWERGETRÄNKE MIT GETREIDE

Die heilende Kraft des Getreidesaftes
Eine besondere Variante der gesunden Obst- und Gemüsesäfte ist die Kombination mit wertvollem Getreidewasser, einem Produkt, das in der Bioküche regelmäßig anfällt und zu beinahe alle Gemüsearten passt. Im Getreidewasser, einer wahren Kraftquelle, sind eine Vielzahl von Mineralien, Spurenelementen und Vitaminen enthalten. Der Körper kann die im Getreidewasser enthaltenen Vitalstoffe einfacher aufnehmen als aus dem Korn.
Es können nahezu alle Getreidesorten, Weizen, Roggen, Hafer, Grünkern, Gerste, Vollreis und Buchweizen verwendet werden – vorzugsweise Getreide aus biologischem Anbau.

BASISCHE SÄFTE FÜR GESUNDHEIT UND VITALITÄT

Die Heilwirkung des Getreidewassers
- Hafer- und Gerstenwasser: beruhigend bei Darmstörungen
- Weizenwasser: günstig für Herz und Kreislauf
- Roggenwasser: enthält besonders viel Kalium, unterstützt die Leber; Kalium sorgt für den Transport der Nährstoffe zu den Zellen.

So wird's gemacht
- Getreidewasser aus ganzen Körnern: 250 g Getreide mit eineinhalb Liter Wasser über Nacht quellen lassen. Am nächsten Tag etwa 30 bis 40 Minuten bei geringer Hitze köcheln lassen. Das Getreidewasser anschließend abgießen und für die Getränke weiterverarbeiten.
- Getreidewasser aus geschrotetem Getreide: Einen gehäuften Esslöffel Getreideschrot (grob) mit einem halben Liter Wasser verrühren und etwa 15 Minuten sanft köcheln lassen. Anschließend durch ein Sieb gießen, den Getreideschrot weiterverarbeiten und das Wasser für Säfte benutzen.

Hafer-Vitaldrink
½ l Haferwasser
1 Banane
1 Zitrone, ausgepresst
1 El Bienenhonig
1 EL Haselnussmus
4 EL Sahne
Zubereitung: Banane pürieren und mit den anderen Zutaten mischen. Anschließend Haferwasser aufgießen und umrühren.

Fitmacher
½ l Getreidewasser
2 Karotten (= 1 Glas)
1 Glas Brennnesselsaft
1 EL Sonnenblumenöl
Zubereitung: Die Zutaten mischen und langsam trinken. Statt Brennnesseln können wahlweise auch andere Wildkräuter verwendet werden.

Powercocktail

¼ l Getreidewasser
1 Rote Bete
1 Apfel
½ kleine Salatgurke
½ Zitrone
Worcestersauce (nach Bedarf)
Zubereitung: Saft aus Roter Bete, Apfel, Gurke und Zitrone verrühren. Mit Worcestersauce würzen und mit dem Getreidewasser verquirlen.

Sanddorn-Energiespender

¼ l Getreidewasser
1 großer Apfel, entsaftet
4 EL Sanddorn
Zubereitung: Den frisch gepressten Apfelsaft mit den übrigen Zutaten vermischen. Bei Bedarf mit etwas Bienenhonig nachsüßen.

Magenschoner

¼ l Gerstenwasser
4 EL Sauerkrautsaft
Zubereitung: Den frisch gepressten Saft mit dem Getreidewasser vermischen und schluckweise trinken.
Tipp: Der Saft hat einen wohltuenden und heilsamen Einfluss auf Magen- und Darmschleimhaut. Mit ihm kann auch nach einer Antibiotikabehandlung die Darmsanierung durchgeführt werden.

GETRÄNKE FÜR KÖRPER UND SINNE – APHRODISIAKA

Nicht nur Sekt berauscht die Sinne und belebt die Fantasie. Die gleiche Wirkung stellt sich auch ohne Alkohol ein. Es gibt eine ganze Reihe von Obst und Gemüsesäften, denen eine aphrodisierende Wirkung nachgesagt wird, z. B. Artischocke, Sellerie und Fenchel. Die Rezepte entsprechen, sofern nicht anders angegeben, jeweils zwei Personen.

Spargelsaft – nicht nur für müde Männer

3 bis 4 Stangen Spargel
1 Kartoffel

BASISCHE SÄFTE FÜR GESUNDHEIT UND VITALITÄT

½ Bund Petersilie, gehackt
1 Prise Meersalz, Pfeffer
Zubereitung: Spargel vorsichtig schälen und in ca. 5 cm lange Stücke schneiden. Spargel und Kartoffel entsaften, mit wenig Pfeffer und Salz abschmecken und mit der gehackten Petersilie bestreuen.

Rote Liebe
2 Blutorangen
1 Glas Papayasaft
Zubereitung: Säfte frisch pressen und vermischen.

Gaumenfreude für zwei
Mangosaft
Maracujasaft
Orangensaft
Kurmolke
Eiswürfel, Mineralwasser
Zubereitung: Säfte und Molke gut miteinander vermischen, zusammen mit den Eiswürfeln kurz mixen und mit prickelndem Mineralwasser auffüllen.

Girl's Drink
2 Bananen
1 Zitrone, entsaftet
½ Liter Buttermilch
1 Bund Dill
1 TL Bienenhonig
Tabascosauce (Chilisauce, nach Bedarf)
Zubereitung: Banane mit Zitronensaft, Honig, Dill und Buttermilch mixen. Mit Tabasco pikant abschmecken.

Indischer Liebestrank
Kirschsaft und Mangosaft zu gleichen Teilen, 1 Prise Ingwer
Zubereitung: Säfte frisch pressen und mit Ingwer abschmecken. Wärmt von innen kräftig auf.
Tipp: Artischockensaft – jeden Tag zwei Esslöffel über einen längeren Zeitraum hin eingenommen – steigert die Lust bei Frauen.

BASISCHES SAFTFASTEN

Fasten gehört zu den ältesten Heilverfahren und Menschen haben zu allen Zeiten gefastet. Das freiwillige und zeitlich begrenzte Fasten ist in den verschiedenen Kulturen unter anderem durch religiöse und geistliche Motive begründet, man denke nur an unsere Fastenzeit 40 Tage vor Ostern oder an den Ramadan. Wie so oft vermischen sich auch hier religiöse Bräuche mit praktischen Notwendigkeiten, so diente die Fastenzeit wohl von alters her auch der Entschlackung des Körpers.

Dabei hat man bei einer Fastenkur nicht als erstes Ziel, an Körpergewicht zu verlieren. Vielmehr entlastet und reguliert eine Fastenkur den Organismus und bewirkt eine Reinigung und Umstellung des überlasteten Stoffwechsels. Dies wiederum führt zur Aktivierung der Selbstheilungskräfte. Der geschädigte Darm hat während der Saftkur ausreichend Zeit zur Regeneration.

Saftfasten wirkt auf Körper, Geist und Seele

Die Saftfastenkur ist die Zeit, in der der Körper optimal entgiften kann und die Möglichkeit zu verstärkter Ausscheidung bekommt. Dass Fett abgebaut wird und die Körperpfunde schmelzen, ist bei der Fastenkur eher ein angenehmer Nebeneffekt. Die Gewichtsabnahme fällt natürlich beim Saftfasten nicht so deutlich aus wie beim klassischen Fasten, da ja Kalorien, wenn auch nur in geringen Mengen, zugeführt werden.

Sanfte Gewichtsreduktion

Ernährungswissenschaftler plädieren nach aktuellen Erkenntnissen für eine schonende Gewichtsabnahme, die dauerhafter ist als strenge Diäten. Klassisches Fasten ist nicht für alle Menschen geeignet. Basische Saftkuren sind daher die optimale Fastenform, da nicht völlig auf Nahrung verzichtet wird. Saftkuren lassen sich besonders gut zu Hause durchführen. Für all diejenigen, die abnehmen möchten: Pro Woche ein halbes Kilogramm Gewichtsabnahme ist ideal, so die Empfehlung der Experten.

Saftfasten weckt die Lebensgeister

Wer schon einmal gefastet hat, wird feststellen, dass auch auf der geistigen und seelischen Ebene einiges geschieht, denn der Mensch wird auf allen Ebenen aufnahmebereiter und offener. Viele beschreiben dies als besondere Klarheit, Sensibilität und Verletzlichkeit, aber auch als Chance zur aktiven Auseinandersetzung mit alten – überholten – Gedankenmustern. Nicht selten haben wir in dieser Zeit auch vermehrt Träume, die uns Zugang zu unserem Innersten und Unbewussten ermöglichen. Die

BASISCHE SÄFTE FÜR GESUNDHEIT UND VITALITÄT

Fastenkur führt also zu einer körperlichen, geistigen und seelischen Reinigung. Liegen keine schweren Erkrankungen vor, gibt es keine Einschränkungen gegen regelmäßiges Saftfasten. Im Zweifelsfall sollten Sie mit Ihrem Arzt oder Heilpraktiker sprechen. Bei einer Fastenkur mit pflanzlichen Säften kann man in der Regel – im Gegensatz zum totalen Fasten – seinen gewohnten Tätigkeiten voll nachgehen.

Für wen ist Saftfasten nicht geeignet?

Vorübergehend kann es bei manchen Menschen zu Blähungen und anderen Verdauungsbeschwerden kommen, die aber in der Regel nach wenigen Tagen verschwinden. Wichtig ist es auch, auf Zucker zu verzichten, da dieser zu einer übermäßigen Gärung im Darm führt. Bei folgenden Gesundheitsstörungen sollte keinesfalls eine Saftfastenkur durchgeführt werden:
- Starke Schwächezustände
- Auszehrende Krankheiten wie Krebs
- Hormonelle Störungen wie z. B. Schilddrüsenüberfunktion
- Schwere Infektionskrankheiten
- Chronische Darmentzündungen
- Zuckerkrankheit (Diabetes mellitus)

Vorbereitung auf das Saftfasten

Legen Sie die Fastenkur möglichst in einen Zeitraum, in dem Sie ausreichend Ruhe und Muße haben. Ideal sind natürlich ein paar Tage Urlaub, in denen Sie Zeit für Spaziergänge in der Natur, zum Lesen und Meditieren haben. Aber natürlich kann auch während des normalen Alltags gefastet werden.
- Schön ist es, wenn Sie nicht alleine fasten. Vielleicht finden sich Mitfastende in der Familie oder im Freundeskreis.
- Besorgen Sie einen ausreichend großen Vorrat an Obst und Gemüse, stillem Mineralwasser und Tee.
- Gestalten Sie Ihre Freizeit aktiv mit viel Bewegung und Gymnastik, damit die Giftstoffe besser ausgeschwemmt werden können.
- Sorgen Sie für ausreichend Schlaf und Erholung, lassen Sie den Tag gegen 22 Uhr ausklingen; stellen Sie nicht den Wecker. Stehen Sie morgens auf, wenn Sie wach werden.

Bei welchen Beschwerden hilft Saftfasten?

Auch Gesunde sollten regelmäßig Saftkuren durchführen, um den Stoffwechsel zu entlasten, Krankheiten vorzubeugen und natürlich das allgemeine Wohlbefinden zu steigern. Bei vielen Indikationen sind Saftkuren eine wichtige Unterstützung der medizinischen Therapie:

- Herz-Kreislauf-Erkrankungen, z. B. Bluthochdruck, beginnende Arterienverkalkung
- Anormale Blutfettwerte
- Gelenkbeschwerden und Rheuma
- Stoffwechselerkrankungen, z. B. Gicht
- Verdauungsstörungen, z. B. Verstopfung, Sodbrennen, Blähungen
- Leber-Galle-Störungen
- Hautleiden, z. B. Ekzeme oder Akne
- Erkrankungen der Atemwege
- Ständig wiederkehrende Infekte
- Zur Stärkung des Immunsystems
- Zur Entwässerung und Anregung der Nierenfunktion
- Zur Gewichtsregulierung, Abbau von Übergewicht

Die zwei Varianten des basischen Saftfastens:

Saftfasten

Das basische Saftfasten bedingt eine tief greifende Umstimmung des Organismus und hat eine überaus starke Wirkung. Die Dauer einer basischer Saftfastenkur sollte fünf bis zehn Tage betragen; es kann mehrmals pro Jahr durchgeführt werden. Die beste Zeit ist Frühjahr und Herbst.

Safttage oder Kurzkuren

Safttage oder Kurzkuren haben eine sehr sanfte und sehr gut verträgliche Wirkung. Ideal sind ein oder zwei Tage, am besten eignet sich der Freitag oder das Wochenende (Freitag/Samstag oder Samstag/Sonntag). In dieser Zeit wird keine feste Nahrung, sondern ausschließlich Saft zu sich genommen. Die basischen Safttage können als gute Gesundheitsvorsorge regelmäßig jede Woche oder auch einmal oder mehrmals im Monat durchgeführt werden. Bei Kurzkuren oder einzelnen Safttagen ist keine Vor- und Nachbereitung wie beim klassischen Saftfasten erforderlich.

BASISCHE SÄFTE FÜR GESUNDHEIT UND VITALITÄT

> **Kurplan für basisches Saftfasten**
>
> Jede Fastenkur besteht in der Regel aus vier Abschnitten.
> 1. Abschnitt: ein vorbereitender Entlastungstag
> 2. Abschnitt: sechs bis zehn Fastentage
> 3. Abschnitt: das Fastenbrechen
> 4. Abschnitt: anschließende Aufbautage

Der Entlastungstag (Vorbereitungstag, Vorfastentag)

Dieser Tag dient der Einstimmung des Körpers auf die Fastenkur. Wichtigste Vorbereitung ist die Reinigung des Darms mit Sauerkrautsaft, am besten ergänzt durch einen Einlauf. Am Entlastungstag wird nur Obst, Rohkost und etwas Gemüsebrühe gegessen.

Die Fastentage

Die Fastendauer ist individuell unterschiedlich. Üblich sind sechs bis zehn Tage. In dieser Zeit wird keine feste Nahrung aufgenommen; auf Kaffee, Schwarztee, Alkohol und Zigaretten wird komplett verzichtet. Kommt es trotz des Sauerkrautsaftes nicht zu einer ausreichenden Darmentleerung (Darmreinigung), trinkt man zusätzlich jeden zweiten Tag ein Glas lauwarmes Wasser mit einem Teelöffel Bittersalz (Magnesiumsulfat) morgens auf nüchternen Magen; Wirkzeit nach etwa einer Stunde. Zur Geschmacksverbesserung kann man etwas Fruchtsaft hinzufügen.

Das Fastenbrechen

Der Körper hat sich während des basischen Saftfastens umgestellt. Die erste Nahrungsaufnahme, das sogenannte Fastenbrechen, muss daher vorsichtig und langsam erfolgen, um den Organismus nicht zu überfordern bzw. die Verdauungssäfte wieder zu aktivieren. Es wird mit einer kleinen Portion begonnen, die sorgfältig gekaut wird, z. B. einem gedünsteten Apfel.

Die Aufbautage

Diese Tage dienen dem allmählichen Übergang zu einer basenreichen Ernährung. Während der Aufbautage ist eine leicht verdauliche vegetarische Kost zu empfehlen. Die Aufbautage sollten etwa ein Viertel der Fastenzeit ausmachen, in der Regel sind es zwei Tage.

Hinweis: Trinken Sie ausreichend während der Fastenkur, um alle Giftstoffe aus dem Organismus zu schleusen. Zusätzlich zu den Säften sollten Sie mindestens zwei Liter kalorienfreie Flüssigkeit zu sich nehmen, am besten stilles Mineralwasser und Kräutertee.

Die Zehn-Tage-Saftkur:

Der Entlastungstag
4 Gläser Sauerkrautsaft, 4 Portionen Rohkost, z. B. Salat oder Äpfel und 2 Tassen selbst gemachte Gemüsebrühe über den Tag verteilt zu sich nehmen.

Sechs Fastentage
Während des Saftfastens jeden Tag etwa einen Liter Saft trinken bzw. langsam in kleinen Schlucken oder mit einem Löffel zu sich nehmen und einige Male im Mund „kauen". Wählen Sie jeden Tag einen anderen Saft aus, damit keine Langeweile aufkommt. Der Saft wird auf fünf Mahlzeiten mit jeweils 200 ml verteilt; hinzu kommt jeden Morgen ein Glas Sauerkrautsaft. Dazwischen reichlich Wasser und Kräutertees trinken.
Die Auswahl der Säfte richtet sich nach Ihren Bedürfnissen, Ihrem persönlichen Gusto, und danach, ob bestimmte gesundheitliche Probleme berücksichtigt werden müssen. Gut geeignet für das Saftfasten sind folgende Säfte:
- Rote-Bete-Apfel-Saft: steigert die Abwehr und entschlackt
- Sauerkrautsaft: regt die Verdauung an und reinigt den Darm
- Karottensaft: enthält reichlich Provitamin A für Augen und Haut
- Rettichsaft: stärkt Leber und Galle, hilft bei der Entgiftung
- Kartoffelsaft: enthält hochwertiges Eiweiß und Mineralstoffe
- Gemüse-Mix-Saft: je nach Saison z. B. Sellerie, Paprika, Karotten, Tomaten, Gurke usw., liefert alle notwendigen Mineralstoffe und Vitamine

Tipp: Bei Kreislaufproblemen trinken Sie morgens zwei Tassen Rosmarintee ohne Zucker. Das bringt den Kreislauf in Schwung!

Leberwickel zur Entgiftung
Machen Sie während der Fastentage jeden Tag einen feucht-heißen Leberwickel, der die Entgiftung des Körpers zusätzlich unterstützt.
So wird's gemacht: Ein handtuchgroßes Tuch (Gästehandtuch, Geschirrtuch) wird mit heißem Wasser übergossen, ausgewrungen und auf den rechten Oberbauch (Leber-

BASISCHE SÄFTE FÜR GESUNDHEIT UND VITALITÄT

gegend) gelegt, darüber ein größeres Handtuch und anschließend eine Wärmflasche. Etwa eine Stunde belassen, z. B. während der Mittagsruhe oder am Abend im Bett. Besonders intensiv in der Wirkung sind Heublumensäcke: Ein Baumwollbeutel wird mit 500 g Heublumen gefüllt und in einen Topf mit Einsatz gelegt. Der Heublumensack soll nicht direkt im siedenden Wasser liegen, sondern ca. 20–30 Minuten von Wasserdampf durchzogen werden. Dann so heiß wie möglich auf die Lebergegend legen. (Es gibt auch fertige Heublumensäcke im Kräuter- oder Bioladen zu kaufen.)

Ein Tag Fastenbrechen

Die erste feste Mahlzeit sollte ganz bewusst, in Ruhe und langsam gekaut werden, um den Darm wieder an seine Arbeit zu gewöhnen. Auch die Verdauungsorgane müssen erst wieder aktiviert werden. So sieht der Speiseplan aus: morgens ein leicht gedünsteter Apfel, mittags eine warme Gemüsebrühe und abends ein Scheibe Knäckebrot mit Butter.

Zwei Aufbautage

Erfahrungsgemäß sind blähende Speisen und scharfe Gewürze während dieser Tage nicht zu empfehlen. Eine leichte vegetarische Ernährung mit Kartoffeln, Milchprodukten (Joghurt, Buttermilch), milchsaurem Gemüse, Obst und Gemüse ist dagegen besonders verträglich und als dauerhafte Kostform geeignet. Gerade beim Saftfasten benötigt der menschliche Organismus viel Flüssigkeit. Trinken Sie während des Saftfastens neben den vitamin- und mineralstoffreichen Gemüsesäften in begrenzter Form mindestens zwei Liter kalorienarme Flüssigkeit in Form von Mineralwasser oder ungesüßten Früchte- und Kräutertees. Eine umfangreiche Flüssigkeitszufuhr begünstigt die Ausscheidung von Giftstoffen.

So können Ihre Aufbautage aussehen:

Erster Aufbautag

Erstes Frühstück: 150 ml Saft mit 2 EL Weizenkleie
Zweites Frühstück: 150 ml Saft, mit etwas Honig
Mittagessen: 50 g Blattsalate (z. B. Feldsalat) mit Getreideflocken, 100 g gedünstete Karotten, 30 g Reis (roh gewogen), 1 Glas Dickmilch
Abendessen: 100 g Apfelsaft, 50 g Kräuterquark, 1 Knäckebrot, dünn mit Butter bestrichen

> Während der Aufbautage verteilt man die Nahrungsaufnahme auf mehr Mahlzeiten als gewöhnlich. Leichte Getreide- und Milchprodukte kommen langsam wieder auf den Speiseplan.

Zweiter Aufbautag
Erstes Frühstück: 1 Glas lauwarmes Wasser mit 1 TL Bittersalz zur Darmreinigung, 1 Scheibe Knäckebrot, dünn mit Butter bestrichen, ½ Becher Magerjoghurt mit 2 EL Weizenkleie und frischem Obst
Zweites Frühstück: 150 ml Saft mit etwas Honig und 1 Glas Buttermilch
Mittagessen: 3 Pellkartoffeln, 150 g Spinat, 100 g Karottenrohkost mit Zitrone
Nachmittags:1 geriebener Apfel
Abendessen: 2 Scheiben Knäckebrot, dünn mit Butter bestrichen, 2 Tomaten
50 g Kräuterquark, 1 Teller selbst gemachte Gemüsebrühe
Nach diesen zwei Aufbautagen ist die basische Saftfastenkur beendet. Eine gute Möglichkeit, sich weiterhin basenreich mit reichlich Obst und Gemüse zu ernähren. Berücksichtigen Sie jedoch weiterhin die positiven Erfahrungen aus der Fastenzeit: langsam und bewusst essen, jeden Bissen gründlich kauen, vermehrt Gemüse- und Obstsäfte trinken.

Einzelne basische Safttage / Kurzfastenkuren
Die ein- bis zweitägigen Fastenkuren, die regelmäßig wiederholt werden sollten, können nach folgendem Kurplan aufgebaut werden. Pro Tag werden etwa 750 ml Säfte getrunken, zusammengesetzt aus Obst-, Gemüse- und Wildgemüsesäften.

Kurplan für das Wochenende
Erstes Frühstück: 2 Tassen Rosmarintee, 1 Glas Gemüsesaft, ½ Glas Sauerkrautsaft
Zweites Frühstück: 100 ml Gemüsesäfte, 2 EL Wildkräutersäfte
Mittagessen: 1 Glas Gemüsesaft, ½ Glas Obstsaft, 2 EL Wildkräutersäfte
Nachmittags: 2 EL Wildkräutersäfte
Abendessen: 1 Glas Gemüsesaft, ½ Glas Obstsaft, 2 EL Wildkräutersäfte
Vor dem Schlafen 2 Tassen Baldriantee
Die Säfte können beliebig verteilt werden. Wichtig ist dabei lediglich, dass Sie folgende Regel einhalten: Es sind täglich 400 ml Gemüsesäfte, 200 ml Obstsäfte und 150 g Wildkräutersäfte einzunehmen. Zusätzlich sollten pro Tag ca. 2–2,5 Liter kalorienarme Flüssigkeit wie Wasser und Tee getrunken werden.
Tipp: Erwärmen Sie Gemüsesäfte sanft und genießen Sie sie als naturreine Suppen.

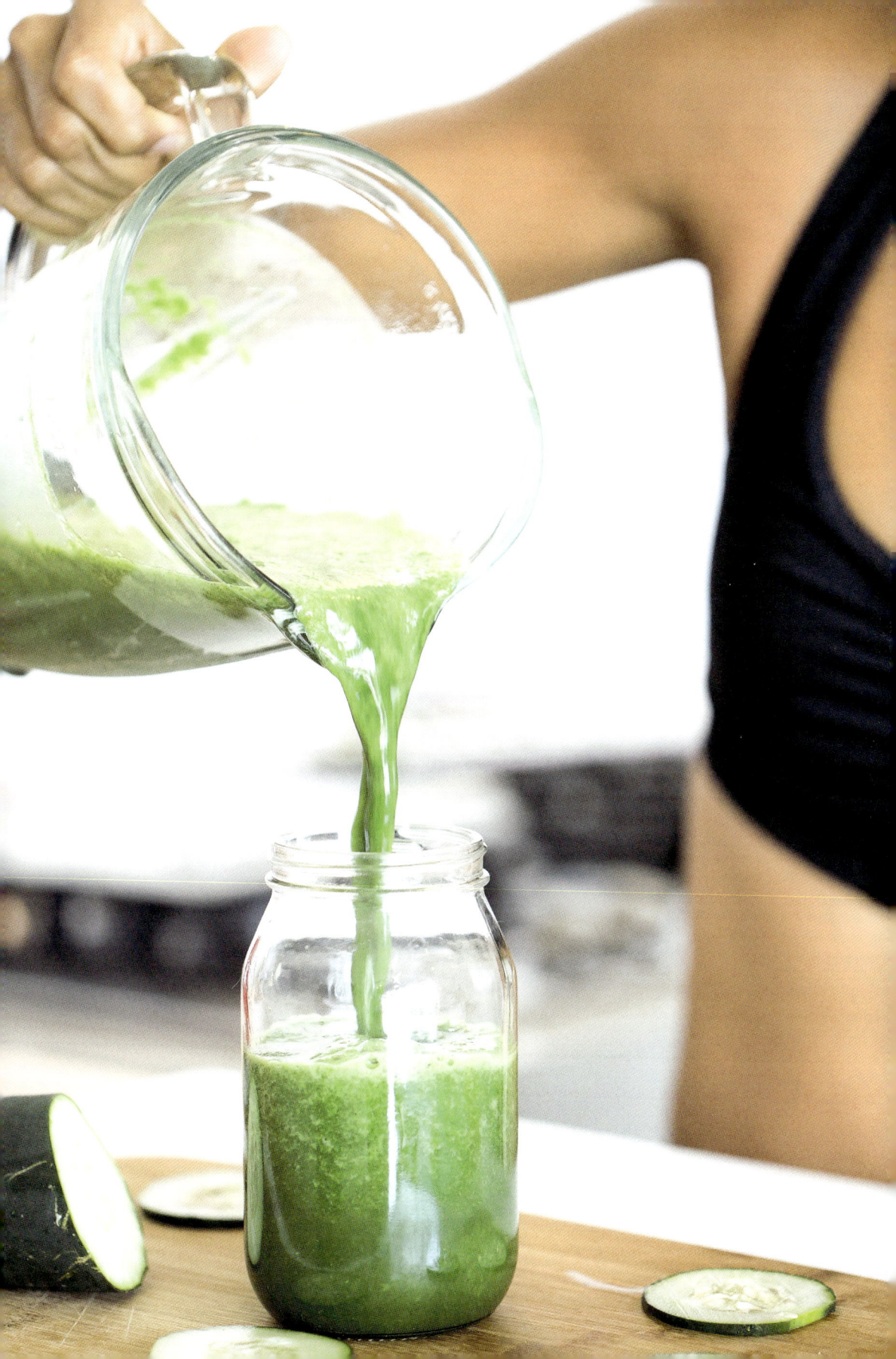

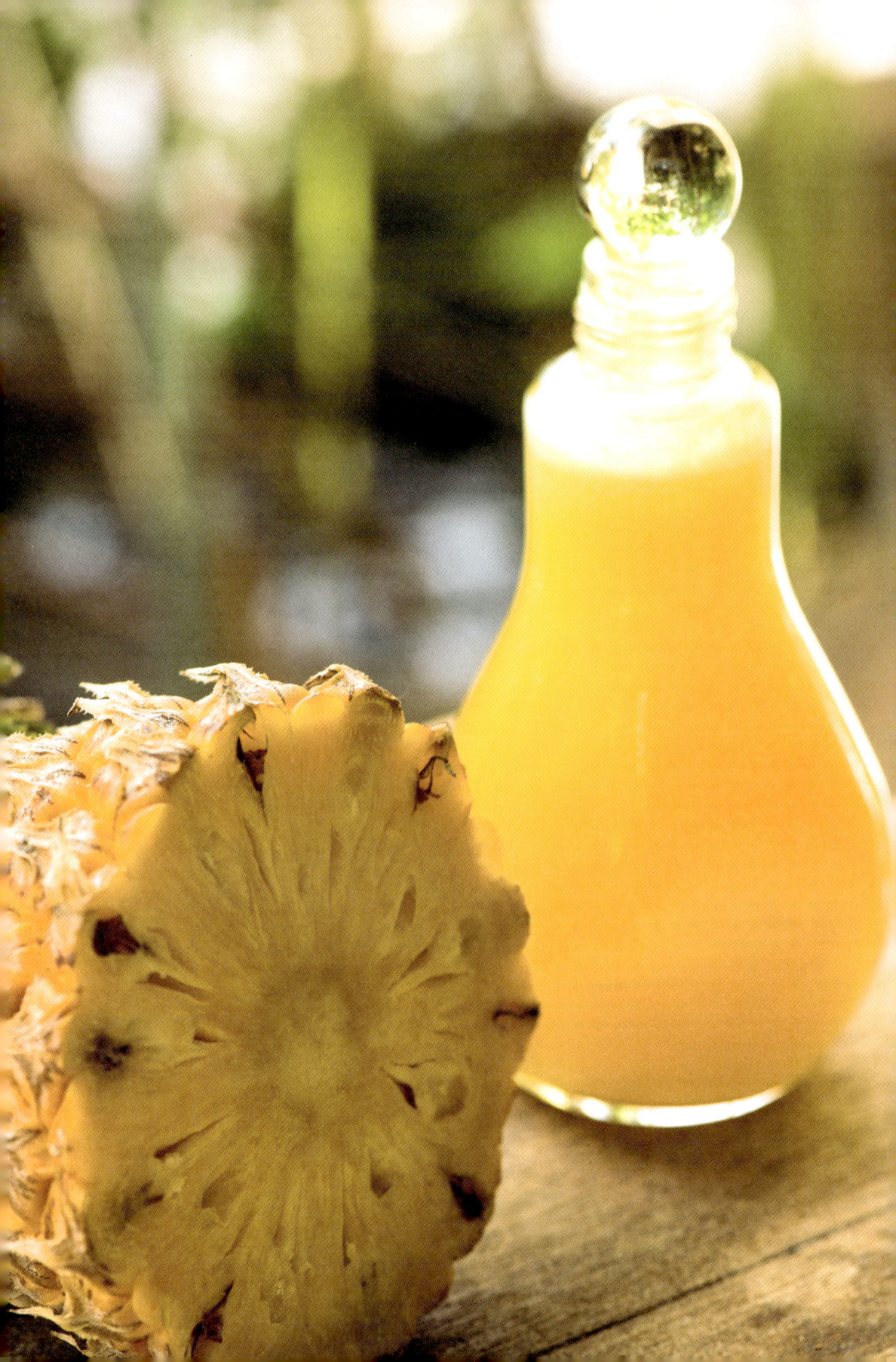

Naturkosmetik mit Säften

„Wer schön sein will, muss leiden" – behauptet jedenfalls ein altes Sprichwort. Und der Volksmund hat nicht ganz unrecht. Beeinflusst vom aktuellen, mediengeprägten Schönheitsideal wurden in der Vergangenheit zahlreiche Kosmetika auch nach unterschiedlichen Kriterien ausgewählt, in den selten Fällen jedoch danach, ob sie wirklich der Gesundheit von Haut und Haaren dienten. In früheren Zeiten dagegen war die Körperpflege mit Produkten aus der Natur eine wohltuende Notwendigkeit. Auch in unserer Zeit brauchen es nicht immer teure Kosmetika zu sein, denn die Haut- und Körperpflege mit frischen Obst- und Gemüsesäften ist qualitativ hochwertig und hat den großen Vorteil, vollkommen ohne jegliche Konservierungs- und Zusatzstoffe, Risiken und Nebenwirkungen auszukommen.

SCHÖNHEITSPFLEGE OHNE CHEMIE

Unsere Haut ist von einem Schutzfilm – dem Säuremantel – umgeben. Dieser entsteht aus den Verdunstungen und Absonderungen der Schweißdrüsen und soll Krankheitskeime fernhalten, denn die meisten Bakterienstämme können sich im sauren Milieu nicht vermehren. Säfte haben die Fähigkeit, diesen Säuremantel zu regenerieren.
Die meisten Zutaten sind im Haushalt in aller Regel vorhanden. Die Rezepte lassen sich ohne großen Aufwand umsetzen – ideal für alle, deren Zeit knapp bemessen ist. So sorgen Säfte aus Gurke, Karotte und Kartoffel, ergänzt mit Milchprodukten und Getreide, für schöne Haut. Spezialitäten wie die Wildkräutersäfte sind für all diejenigen, die sich intensiver mit dem Thema „Säfte & Schönheit" beschäftigen möchten.
Am besten ist es natürlich, wenn Sie die Säfte gleichzeitig innerlich und äußerlich anwenden. Beispiel: Wer täglich ein Gläschen Karottensaft trinkt, bekommt einen schönen, leicht bräunlichen Teint und Nägel und Haare erhalten ihre Festigkeit wieder. Gleichzeitig kann man reinen Karottensaft auch für die tägliche Gesichtspflege benutzen: Betupfen Sie einfach morgens und abends Ihre Haut mit unverdünntem Karottensaft.

Säfte als Schönheitsmittel
- Ananas: das Enzym Bromelain öffnet verstopfte Hautporen
- Apfel: Pektin steigert die Feuchtigkeitsaufnahme der Haut
- Banane: für eine samtige Haut
- Gurke macht die raue Haut wieder weich, wirkt durchblutungsfördernd
- Johannisbeere: gegen erweiterte Äderchen
- Karotte: Allroundmittel für Haare, Haut und Nägel
- Kartoffel: versorgt die Haut mit wertvollen basischen Mineralstoffen
- Knoblauch: desinfiziert Wunden, beseitigt Warzen
- Meerrettich: Schwefel wirkt gegen unreine Haut und Schuppen
- Orange: reinigendes Gesichtswasser mit vielen Vitaminen
- Petersilie: gegen Akne und unreine Haut
- Sauerkraut: Milchsäure schützt den Säuremantel der Haut
- Sellerie: gegen Lidschwellungen
- Zitrone: sauer macht lustig und schön
- Zwiebel: kräftigt und festigt Fingernägel

Durch seinen hohen Gehalt an B-Vitaminen ist der Saft der Blutorange eine Wohltat für die Haut.

NATURKOSMETIK MIT SÄFTEN

Haarpflege
- Ein Schuss Zitronensaft bei der letzten Spülung verleiht dem Haar Glanz und Festigkeit.
- Zerkleinern und zerquetschen Sie zwei Handvoll Brennnesseln und verdünnen Sie den Saft anschließend mit Wasser. Nun die Mischung in die Kopfhaut einmassieren, kurz einwirken lassen und ausspülen. Diese einfach herzustellende Lotion stärkt die Kopfhaut und verleiht dem Haar Glanz.

Hautreinigung und -straffung
Gurkensaft erfrischt und strafft die ermüdete Haut einerseits und reinigt andererseits die fettige Haut gründlich. Außerdem bleicht Gurkensaft Pigmentflecken und Sommersprossen aus. Er macht selbst raue Hände wieder weich.
Gurkensaft unterstützt die Ausschwemmung von Giftstoffen und ist nicht zuletzt dadurch eine Wohltat für unser größtes Organ – die Haut.

Karottensaft-Hafer-Maske
2 EL Karottensaft
2 EL Hafermehl
1 EL Weizenkeimöl
Zubereitung: Karottensaft, Hafermehl und Weizenkeimöl zu einem Brei verrühren und auf Gesicht und Hals auftragen; etwa 20 Minuten einwirken lassen. Anschließend mit reichlich lauwarmem Wasser entfernen.

Gesichtspflege für Mischhaut
2 EL Gurkensaft
2 EL Seesand-Mandelkleie
Zubereitung: Gurkensaft und Mandelkleie gut miteinander verrühren und auf Gesicht und Hals auftragen; die Maske zehn Minuten einwirken lassen. Wirkt beruhigend auf Mischhaut.

Gurkensaftgesichtsmaske
2 EL Gurkensaft
2 EL Sojamehl
Zubereitung: Gurkensaft und Sojamehl zu einem Brei verrühren und auf Gesicht und Hals auftragen; etwa 20 Minuten einwirken lassen. Dann mit reichlich lauwarmem Wasser entfernen.

Tipp: Kartoffelsaft ist besonders geeignet für normale und fettige Haut. Gesicht und Dekolleté regelmäßig mit dem Saft betupfen oder einfach hauchdünne Kartoffelscheiben auflegen, damit der Saft austreten kann.

Gesichtspflege für trockene Haut und reifere Haut
2 EL Avocado
2 EL Mandelkleie
Zubereitung: Das Fruchtfleisch der Avocado mit einer Gabel zerquetschen und mit der Kleie verrühren; auf Gesicht und Hals auftragen und ca. 15 Minuten einwirken lassen. Anschließend mit lauwarmem Wasser gründlich abwaschen.

Schönheitsmaske
2 EL Karottensaft
2 EL Mandelkleie
1 EL Sahne
1 steif geschlagenes Eiweiß
1 TL flüssiger Bienenhonig
1 Spritzer Zitronensaft
Zubereitung: Alle Zutaten verrühren und mit einem Pinsel auftragen. 10 Minuten einwirken lassen, lauwarm abwaschen.

Anti-Falten-Maske
3 EL Ananassaft
1 EL Haferflocken
Etwas Milch oder Mandeldrink
1 TL Weizenkeimöl
Zubereitung: Haferflocken mit etwas Milch quellen lassen und mit dem frisch gepressten Ananassaft und dem Weizenkeimöl verrühren. Auf Gesicht und Dekolleté auftragen. Nach 20 Minuten mit warmem Wasser abspülen.
Das in der Ananas enthaltene Enzym Bromelain öffnet verstopfte Poren. Vitamin E im Weizenkeimöl verschönt und glättet die Haut.

Apfelgesichtswasser
1 Apfel
2 EL Zitronensaft
⅛ l Orangenblütenwasser

Zubereitung: Den Apfel fein raspeln und mit Zitronensaft und Orangenblütenwasser vermischen; in ein Schraubglas einfüllen. Im Kühlschrank aufbewahren. Das ergibt ein erfrischendes Gesichtswasser.
Hinweis: Das Gesichtswasser möglichst bald verbrauchen. Es ist auch bei kühler Lagerung nur kurze Zeit haltbar.
Zur Gesichtsreinigung empfiehlt sich auch ein Dampfbad. Geben Sie dazu 100 Milliliter Apfelessig auf 1 Liter kochendes Wasser.

Apfelmaske
1 Apfel
Hafermehl
Zubereitung: Den Apfel fein reiben, mit etwas Hafermehl binden und auf Gesicht und Dekolleté auftragen. Nach 20 Minuten entfernen und mit reichlich warmem Wasser nachspülen.

Pektin – Der Apfelwirkstoff

Das im Apfel enthaltene Pektin steigert die Feuchtigkeitsaufnahme der Haut. Äußerliche Anwendungen mit Äpfeln sind daher besonders für trockene und reife, zur Faltenbildung neigende Haut geeignet.

Blitzkur – Schnellmaske zum Ausgehen
2 EL frischen Frucht- oder Gemüsesaft (wahlweise Karotten-, Gurken-, Orangensaft)
1 Eiweiß
Weizenkeime
Zubereitung: Eiweiß schaumig schlagen, vorsichtig Fruchtsaft und Weizenkeime unterheben und zu einem Brei vermischen. Diesen auf Gesicht und Dekolleté auftragen (Augenpartie frei lassen) und 15 Minuten einwirken lassen. Anschließend mit lauwarmem, dann mit kaltem Wasser abwaschen.

Selleriesaft gegen Lidschwellungen
Sofern eine krankhafte Ursache, z. B. Nierenerkrankung, ausgeschlossen werden kann, ist eine äußerliche Behandlung mit Selleriesaft sehr wirkungsvoll. Betupfen Sie mehrmals am Tag das Unterlid mit frisch gepresstem Selleriesaft. Die ätherischen Öle der Sellerie bewirken eine vermehrte Ausscheidung von Wasser und Giftstoffen.

Tipp: Zur Reinigung nach dem Abschminken eignet sich vorzüglich Orangensaft.

> **Tipp**
>
> Papayasaft können Sie jeder Maske zugeben. Von dem hohen Gehalt an Enzymen profitiert vor allem die reifere Haut.

Banane für samtige Haut
1 Banane
Mandelöl
Zubereitung: Die Banane zerdrücken, mit dem Öl vermischen und den Brei großzügig auf Gesicht und Hals auftragen. Darüber eine feuchtheiße Kompresse legen und 20 bis 30 Minuten einwirken lassen. Den Brei entfernen und mit reichlich warmem Wasser nachspülen.

Erdbeersaftmaske
4 EL Erdbeersaft
Quark
Zubereitung: Die Zutaten verrühren, bis eine streichfähige Masse entsteht; auf Gesicht und Dekolleté auftragen. Nach 20 Minuten entfernen und mit reichlich warmem Wasser abwaschen.

Zwiebelsaftmaske gegen fettige und unreine Haut
2 EL Zwiebelsaft
Hafermehl
1 Tropfen Honig
Zubereitung: Den frisch gepressten Zwiebelsaft mit Hafermehl und Honig verrühren und aufs Gesicht auftragen; nach 15 Minuten entfernen und mit reichlich lauwarmem Wasser abspülen.

Sauerkrautsaft gegen fettige Gesichtspartien
Der Schwefelgehalt des Sauerkrauts hemmt die verstärkte Talgdrüsenproduktion der fetten Haut: Betupfen Sie die zur Überfettung neigenden Gesichtspartien wie Stirn, Nase und Kinn mit frischem Sauerkraftsaft.

Stärkung des Säureschutzmantels
Die im Sauerkraut enthaltene Milchsäure regeneriert den (durch alkalische Seifen oder übertriebene Hygiene) angegriffenen Säureschutzmantel der Haut und zieht große Poren zusammen: Die Haut mit Sauerkrautsaft betupfen oder etwas Sauerkraut mit einem feuchten Tuch auf betroffene Hautstellen legen. Nach 15 Minuten entfernen und gründlich abspülen.

Unreine Rückenhaut
Wenn Ihre Rückenhaut zu Unreinheiten neigt, eignen sich Auflagen mit Sauerkrautsaft oder einfach mit Sauersaft. Überempfindliche Haut kann sich röten, was aber nach kurzer Zeit wieder verschwindet.

Lippenpflege
Massieren Sie Ihre Lippen nach jedem Zähneputzen mit einer sauberen, weichen Zahnbürste und kaltem Wasser. Tragen Sie anschließend eine Mischung aus Karottensaft und Honig auf. So bekommen Ihre Lippen eine gesunde rote Farbe. Alternativ hilft auch etwas Honig gegen trockene Lippen.

Gesichtsgymnastik zur Hautstraffung
Nehmen Sie sich morgens und abends ein paar Minuten Zeit für die nachfolgenden Übungen und Sie können Ihre Haut länger straff halten.
Sagen Sie dreimal hintereinander, etwas gedehnt A-E-O. Strecken Sie im Anschluss die Zunge heraus, so weit Sie können.
Füllen Sie Ihre Backen prall mit Luft, zählen Sie bis sechs, und lassen Sie die Atemluft langsam entweichen.
Heben Sie Ihre Augenbrauen so weit Sie können nach oben. Zählen Sie bis sechs, und entspannen Sie dann Ihre Augen.

Schöne Fingernägel/Nagelpflege
Reiben Sie brüchige Fingernägel mit Zwiebelsaft ein. Bald gewinnen die Nägel wieder an Festigkeit.
Gegen spröde und brüchige Fingernägel hilft auch Zitronensaft. Reiben Sie Ihre Nägel so oft wie möglich ein.
Tipp: Eine Zitronenhälfte stets am Wasch- und Spülbecken bereitlegen, um das Einreiben nicht zu vergessen.

Tabellen

Brennwert von Säften (Angaben bezogen auf 100 g)
Kalorien (kcal) / Joule (kJ)

Obstsaft	Brennwert	
Ananas	43 kcal	180 kJ
Apfelsaft	54 kcal	226 kJ
Birnensaft	43 kcal	180 kJ
Grapefruitsaft	26 kcal	108 kJ
Holundersaft	45 kcal	188 kJ
Johannisbeersaft rot	40 kcal	167 kJ
Johannisbeersaft schwarz	34 kcal	142 kJ
Kirschsaft	47 kcal	196 kJ
Orangensaft	26 kcal	108 kJ
Traubensaft	75 kcal	314 kJ
Wassermelonensaft	26 kcal	108 kJ
Zitronensaft	10 kcal	41 kJ

TABELLEN

Gemüsesaft	Brennwert	
Brunnenkressesaft	9 kcal	37 kJ
Gurkensaft	9 kcal	37 kJ
Kartoffelsaft	20 kcal	84 kJ
Karottensaft	36 kcal	150 kJ
Kohlsaft	22 kcal	92 kJ
Petersiliensaft	22 kcal	92 kJ
Rettichsaft	19 kcal	79 kJ
Rote-Bete-Saft	42 kcal	175 kJ
Sauerkrautsaft	5 kcal	20 kJ
Selleriesaft	20 kcal	83 kJ
Spinatsaft	14 kcal	58 kJ
Tomatensaft	19 kcal	79 kJ
Wildkräutersaft	12 kcal	50 kJ
Zwiebelsaft	34 kcal	142 kJ

Gewichte von Obst

Obst (mittelgroß)	1 Stück
Apfel	150 g
Aprikose	50 g
Banane	150 g
Birne	150 g
Grapefruit	375 g
Honigmelone	750 g
Orange	150 g
Pfirsich	125 g
Pflaume	35 g

TABELLEN

Gewichte von Gemüse

Gemüse (mittelgroß)	1 Stück
Gurke	375 g
Kartoffel	100 g
Karotte	75 g
Kohlrabi	150 g
Paprikaschote	200 g
Sellerie	500 g
Spargel, 1 Portion	250 g
Zucchini	200 g
Zwiebel	50 g

Abkürzungsverzeichnis

dl	= Deziliter (1 dl = 0,1 l)
EL	= Esslöffel
g	= Gramm
kcal	= Kilokalorie (= 4,186 KJ)
KJ	= Kilojoule (= 0,239 kcal)
l	= Liter
mg	= Milligramm (1 mg = 0,001 g)
ml	= Milliliter
µg	= Mikrogramm (1 µg = 0,000 001 g)
TL	= Teelöffel
TK	= Tiefkühlkost

FACHBEGRIFFE

Fachbegriffe

Allicin: Wirkstoff des Knoblauchs, bekämpft Keime und ist cholesterinsenkend
Antibiotisch: wirksam gegen Bakterien
Antimykotisch: wirksam gegen Pilze
Antiviral: wirksam gegen Viren
Aphrodisiaka: luststeigernde Stoffe, z. B. Sellerie
Betain: Eiweißbaustein für die Leberentgiftung, z. B. enthalten in Roter Bete
Betanin: hemmt Viren und Bakterien, z. B. enthalten in Roter Bete
Diabetes mellitus: Zuckerkrankheit
Enzyme: hochwirksame, natürliche Eiweißstoffe, die sämtliche Stoffwechselvorgänge ermöglichen bzw. beschleunigen
Freie Radikale: chemisch stark reagierende Spaltprodukte, die im Körper selbst oder durch Einwirkung von außen (Sonnenstrahlen, Smog, Rauchen, Umweltgifte) entstehen. Sie sind äußerst aggressiv, greifen die Körperzellen an und können sogar den Zellkern schädigen. Die Vitamine A, C und E sind sogenannte „Radikalenfänger", d. h. sie können die Stoffe unschädlich machen.
Flavonoide: Krebsschutzstoffe in Obst und Gemüse
Hypertonie: Bluthochdruck
Hypotonie: niedriger Blutdruck
Pektin: Faserstoff mit starker Quellfähigkeit, besonders enthalten in Äpfeln, Quitten, Schlehen und in verschiedenen Gemüsesorten
pH-Wert: Maßzahl für die Säurestärke einer Flüssigkeit; die Skala reicht von 0 bis 14 (unter 7 = sauer; 7 = neutral; über 7 = basisch)
Skorbut: schwere durch Vitamin-C-Mangel verursachte Krankheit. War früher vor allem unter Seefahrern verbreitet.
Ulkus: Geschwür
Tabascosauce: scharfe Chilisauce
Worcestersauce: pikante, dunkle Sauce zum Würzen, benannt nach der englischen Stadt Worcester. Man kann sie fertig kaufen oder einfach selbst herstellen aus einer Mischung aus Knoblauchzehen, Pfeffer, Chilipulver, Sojasoße und etwas Essig.

Literatur

Lohmann, Maria: Die 50 besten Säure-Killer. Trias Verlag, 2. Auflage; Stuttgart 2019
Lohmann, Maria: Detox für Eilige. Soforthilfe & Express-Rezepte. Trias Verlag, Stuttgart 2018
Lohmann, Maria: Laborwerte verstehen. Mankau Verlag, 5. Auflage; Murnau, 2019
Lohmann, Maria: Gelenkschmerzen. Gelenkbeschwerden vorbeugen und richtig behandeln. Nikol Verlag, Hamburg 2019
Lohmann, Maria: Natürliche Hausmittel. Bewährte Erfolgsrezepte aus der Naturheilkunde. BC Publications, München 2013
Lohmann, Maria: Naturmedizin für Frauen. Mankau Verlag, 1. Auflage; Murnau 2019
Lohmann, Maria: Einstieg in die Naturheilpraxis. Verlag Urban & Fischer, München 2007
Lohmann, Maria: Heiltees, die wirklich helfen. Weltbild Verlag, Augsburg 1999
Lohmann, Maria: Natürlich schön mit Schüßler-Salzen. Trias Verlag, Stuttgart 2012

Register

Abnehmen 118
Absinth 6, 73
Abszess 6, 76
Ängstliche Verstimmung 6, 76
Akne 6, 65, 76, 85, 120, 128
Anämie 85
Ananas 3, 18, 41, 42, 57, 79, 104-106, 111, 113, 128, 130, 134
Anethol 70
Anis 5, 70, 79
Anti-Infekt-Drink 85, 91, 108
Anti-Ulkus-Faktor 4, 54
Apfel 3, 16, 18, 21, 25, 26, 35, 36, 38, 42, 57, 92, 104, 106-110, 113, 115, 116, 121, 123, 128, 130, 131, 134, 136, 139
Aphrodisiaka 6, 116, 139
Aprikose 42, 47, 136
Arterienverkalkung 52, 77, 83, 91, 119
Artischocke 4, 37, 38, 52, 99, 116
Ascorbinsäure 33
Ätherische Öle 52, 73
Aufbaudrink 98, 107
Baldrian 5, 62, 95
Banane 4, 20, 21, 25, 30, 31, 33, 34, 42, 43, 79, 113, 115, 117, 128, 132
Bärlauch 5, 62

Bauchspeicheldrüse 6, 18, 31, 38, 56, 58, 62, 78, 79, 109
Betacarotin 78, 90
Biene Maja 77, 105
Bindegewebe 14, 30, 44, 82
Bioflavonoide 45
Biologische Wertigkeit 18
Bircher-Benner 15
Birke 5, 62, 66
Birne 4, 21, 25, 43, 110, 136
Bitterstoffe 5, 20, 52, 55, 72, 73, 81, 92, 96, 99
Blut 4, 5, 15, 22, 32, 58, 71, 80, 88
Blutbildungssaft 85, 108
Blutdruck 6, 66, 80, 81, 139
Blutfettwerte 119
Bluthochdruck 70, 72, 77, 80, 83, 119, 139
Blutreinigung 6, 62, 64, 76, 82, 87
Blutreinigungssaft 76, 85, 88, 89, 92, 93, 97, 101, 109
Brennnessel 5, 20, 30, 62, 63, 66, 76, 88, 115, 129
Bromelain 42, 99, 128, 130
Bronchitis 7, 52, 82
Brunnenkresse 5, 63, 96
Buttermilch 52, 61, 67, 85, 87, 112, 113, 117, 123
Cholesterinspiegel 42, 54, 59, 71, 83
Cholin 56, 80
Dampfentsafter 44, 48

Darm 4, 7, 14, 15, 31, 33, 48, 52-54, 56, 63, 79, 84, 92, 95, 99-101, 109, 118, 119, 120, 122
Darmentzündung 119
Darmflora 56, 63, 79, 83, 84, 93
Darmreinigung 7, 83, 93, 121, 133
Depressionen 34, 63
Diabetes 119, 139
Dill 5, 16, 53, 70, 78, 79, 96, 98, 114, 117
Eisen 15, 20, 30, 33, 42-44, 46, 52, 55, 57-59, 62-65, 72, 85, 108
Eiweiß 18, 34, 57, 122, 130, 131
Ekzeme 7, 85, 90, 109, 120
Energiedrink 89, 113
Energietonic 109, 110
Entgiftung 55, 70, 84, 93, 97, 122
Entsafter 20, 22-26, 42, 43, 45, 46, 48
Entschlackung 4, 14, 48, 52, 82, 97, 117
Entschlackungssaft 79, 86, 99, 105
Entzündungen 3, 35, 42, 88, 95, 96
Erkältung 71, 85, 86
Estragon 5, 70
Faserstoffe 15, 17, 18, 23-25
Fasten 67, 117, 118
Feigen 18, 38, 43

Fenchel 4, 16, 20, 30, 33, 38, 52, 79, 116
Fermentieren 57
Fieber 7, 70, 80, 84, 86
Fitmacher 76, 86, 92, 104, 115
Flavone 44, 66
Fluor 59, 83
Folsäure 31, 34, 53, 108
Fruchtnektar 19
Fruchtsaftgetränk 3, 19
Fruchtsaftkonzentrat 19
Frühjahrskur 56, 63, 67
Frühjahrsmüdigkeit 7, 63, 86, 107
Fußpilz 7, 87
Galgant 5, 70, 71, 105
Galle 4, 38, 55, 56, 92, 94, 122
Gallenleiden 7, 52, 87
Gastritis 96
Gaumenfreude 9, 101, 113
Gaumenfreude für zwei 117
Gelenkbeschwerden 7, 14, 42, 88, 119, 140
Gemüse 3, 9, 15-21, 23, 25, 26, 29, 30, 32, 35-38, 51, 56, 57, 59, 65, 85, 88, 93, 103, 107, 108, 119, 123, 124, 137, 139
Gerbstoffe 72 73
Gerstenwasser 114, 116,
Geschwür 54, 139
Getreidekeime 112
Getreidesaft 114
Getreidewasser 91, 114-116
Gewichtsreduktion 99, 118
Gicht 4, 77, 44, 52, 63, 88, 119
Girl´s Drink 117
Glykoside 66

Grapefruit 4, 25, 35, 43, 104, 107, 134, 136
Gürtelrose 7, 89
Gurke 4, 16, 21, 42, 52, 57, 107, 115, 122, 128, 137
Hafer-Vitaldrink 80, 84, 95, 97, 101, 115
Haferwasser 100, 115
Halsschmerzen 7, 58, 90
Handpresse 25
Harnsäure 48, 88
Harnwege 62, 71, 96
Haut 3, 14, 32, 34, 42, 53, 66, 71, 76, 83, 85, 87, 90-92, 100, 101, 122, 127-133
Hautcocktail 76, 90, 112
Hautkrankheiten 62, 63
Heidelbeere 21, 113
Herbstkur 67, 76, 79
Herz 5, 18, 23, 30, 38, 59, 65, 66, 91, 114
Herzbeschwerden 7, 62, 66, 91
Hildegard von Bingen 5, 70
Himbeere 21, 36, 93
Hippursäure 47
Holunder 4, 44, 66
Honig 77, 117, 123, 132, 133
Hundskamille 63
Husten 5, 52, 66, 77
Hypertonie 80, 139
Immunsystem 32, 35, 67, 71, 75, 86
Indischer Liebestrank 117
Infekt 7, 38, 47, 71, 85, 120
Ingwer 5, 16, 57, 70, 71, 90, 105, 109, 117
Ingwertrunk 71
Insektenstiche 7, 59, 66, 92
Ischias 72
Jod 63, 92

Johannisbeere 44, 128
Johanniskraut 5, 63, 66, 99
Kalium 15, 30, 42-48, 54, 55, 58, 59, 62, 64, 72, 114
Kalzium 19, 20, 30, 43, 46, 52, 55, 57, 58, 63, 65
Kamille 5, 38, 63, 64, 66
Karotte 4, 9, 16, 17, 20, 25, 26, 32-34, 38, 53, 56, 78, 81, 97, 101, 104-110, 112, 113, 115, 122, 123, 128, 137
Kartoffel 4, 16-18, 20, 30, 32, 33, 38, 53, 54, 79, 88, 116, 123, 128, 137
Kartoffelsaft 79, 91, 96, 98, 122, 130, 135
Katermittel 5, 70
Kieselsäure 44, 62, 64-66
Kirsche 4, 34-36, 38, 44
Kiwi 4, 32, 33, 38, 44, 45, 105, 110
Knoblauch 4, 18, 36-38, 54, 62, 77, 100, 128, 139
Kohl 4, 30, 33, 34, 36, 54, 93
Kohlenhydrate 18, 34, 46, 51, 56
Kopfschmerzen 7, 34, 80, 92-94
Kosmetik 7, 127
Krafttrunk 81
Kräutercocktail 92, 114
Krebs 3, 7, 35, 42, 93, 104, 119
Kreislauf 30, 38, 65, 81, 114, 122
Kropf 92
Kurkuma 5, 37, 71, 90, 93
Leinöl 83, 85, 108
Lagerung 3, 16, 131
Lavendel 65

REGISTER

Leber 4, 14, 38, 47, 52, 55, 56, 92, 94, 99, 114, 122
Leber-Galle-Saft, grüner 105
Leber-Galle-Störung 94, 119
Limone 4, 45
Löwenzahn 5, 20, 30, 32, 33, 38, 64, 66, 67, 76, 95, 99
Lunge 18, 38, 77
Lungenkrebs 42
Magen 26, 38, 52, 54, 63, 65, 79, 84, 96, 99, 119, 121
Magenschoner 96, 116
Magenstärker 94, 109
Magnesium 15, 30, 42-44, 46, 48, 54, 58, 59, 64, 92, 95, 100
Managerdrink 78, 81, 108
Mandeldrink 6, 20, 112, 113, 130
Mangan 43, 62, 64
Mango 4, 21, 32, 35, 41, 45, 46, 110
Meerrettich 5, 38, 71, 72, 77, 82, 90, 98, 109, 128
Melisse 5, 65, 66, 108
Melone 32
Milchsäure 56, 57, 78, 128, 133
Milchsäurebakterien 56
Milz 38, 79
Mineralien 4, 9, 14-16, 26, 29, 30, 47, 64, 67, 83, 84, 100, 103, 114
Mineralspender 91, 98, 104
Mineralstoffe 3, 4, 13, 19, 29, 30, 42, 45, 46, 48, 51, 55, 58, 59, 62, 65, 69, 72, 86, 93, 103, 122, 128
Mixer 3, 20, 22, 25, 42, 113

Möhre 4, 35, 53, 108
Müdigkeit 34, 48, 81, 85
Mundgeruch 7, 95
Mundschleimhautentzündung 7, 95
Muntermacher 81, 104
Natrium 15, 30
Nektarine 4, 46
Nerven 18, 30, 34, 44, 65, 84, 95
Nervosität 5, 7, 62, 63, 72, 95
Niacin 34
Niere 14, 38
Ohrenschmerzen 59
Orange 104-107, 110-113, 128, 136
Oxalsäure 65
Papain 47
Paprika 4, 9, 30, 32, 33, 55, 78, 107, 122
Pektin 42, 43, 48, 128, 131, 139
Petersilie 5, 16, 20, 30, 31, 54, 72, 85, 90, 97, 105, 108, 116, 128
Pfirsich 4, 32, 46, 47, 104, 136
Pflaume 4, 46, 47, 136
Phosphor 43, 44, 46, 47, 55, 58
Phyllochinone 32
Potenzmittel 57, 58
Powercocktail 91, 115
Preiselbeeren 4, 47, 92
Probiotika 83, 84
Psoriasis 8, 98
Pyridoxin 33
Quercetin 35, 36
Quirin 47
Red Star 101, 113

Regenrationsdrink 91, 101
Reisekrankheit 71, 106, 197
Rettich 4, 30, 31, 36, 38, 55, 77
Rettichsaft 55, 77, 82, 94, 122, 135
Rheuma 4, 7, 44, 52, 63, 72, 97, 119
Riboflavin 33
Rohkost 9, 15, 35, 79, 121
Rosmarin 5, 72, 81
Rosmarinwein 72
Rote Bete 4, 16, 20, 30, 35, 38, 55, 93, 108-110, 111, 115
Rote Liebe 116
Saftfasten 6, 86, 109, 117-124
Sanddorn 4, 33, 48, 66, 116
Sanddorn-Energiespender 82, 116
Sauerampfer 5, 65, 78
Sauerkraut 4, 32-34, 56, 57, 84, 98, 100, 128, 133
Sauerkrautsaft 56, 57, 78, 79, 80, 84, 93, 95, 99, 100, 105, 107, 109, 116, 120, 121, 122, 124, 132, 133, 135
Säure-Basen-Haushalt 3, 9, 14, 16, 21, 31, 79, 88
Schafgarbe 5, 65, 66, 81
Schaumkrone 23
Schilddrüsenüberfunktion 119
Schlafcocktail 77, 97, 105
Schlafstörungen 7, 62, 72, 86, 97
Schlehdorn 4, 48
Schluckauf 7, 70, 97
Schnittlauch 5, 16, 36, 72
Schnupfen 7, 98
Schuppenflechte 9, 98

Schwarzrettich 38, 79
Schwefel 48, 59, 71, 128
Sekundäre Pflanzenstoffe 3, 29, 34, 35
Selen 30, 43, 46
Sellerie 4, 16, 20, 26, 30, 32, 38, 57, 77, 95, 97, 105, 106, 108, 116, 122, 128, 132, 137, 139
Silizium 30, 42, 54, 76, 82
Slow Juicer 23
Smoothie 15, 20, 25
Sodbrennen 43, 94, 98, 119
Sommerprise 81, 111
Sojadrink 113
Spargel 4, 17, 58, 116, 137
Spinat 5, 16, 20, 30, 32, 33, 34, 36-38, 58, 78, 95, 123
Spitzwegerich 5, 66
Sportlerdrink 106
Spurenelemente 3, 15, 26, 30, 64, 76, 95, 103
Stärkungscocktail 112
Stoffwechsel 3, 5, 14, 18, 32, 35, 37, 45, 53, 57, 58, 62, 64, 70, 72, 90, 99, 117, 119
Stoffwechseldrink 83, 98, 112
Stoffwechselkur 64, 67
Stress 38, 76, 77, 97, 107
Thiamin 33
Tocopherol 32
Tomate 5, 37, 58, 59
Trester 23, 24

Übelkeit 44, 76, 94
Übergewicht 8, 52, 77, 80, 83, 98, 120
Übersäuerung 3, 14, 77, 88, 96
Ulkus 54, 139
Vanille 5, 72, 112, 113
Venenleiden 65
Verdauung 4, 20, 42, 47, 70, 78, 99, 100, 104, 122
Verdauungscocktail 95, 100, 111, 112
Verstopfung 8, 53, 71, 94, 100, 119
Virenblocker 89, 110
Vitamin A 32, 43, 46, 53, 76, 78, 84, 95
Vitamin B 33, 34, 55, 56, 59, 93
Vitamin C 4, 19, 33, 43-46, 48, 54, 56, 65-67, 71, 72 76, 83, 85, 87, 104, 110
Vitamin D 32
Vitamin E 32, 130
Vitamin H 34
Vitamin K 31, 32, 59
Vitamincocktail 85, 87, 106
Vitamine 3, 9, 15, 17, 19, 20, 23, 24, 26, 29, 31, 32, 43 46 52, 57, 62, 63, 69, 100, 103, 122
Vitaminspender 5, 110
Wake-up 98, 113
Warzen 8, 100, 101, 128

Wassermelone 34
Weißdorn 5, 66, 81
Weißkohl 4, 37, 54, 56, 57, 111
Weizenkeime 30, 31, 33, 34, 79
Weizenwasser 114
Wermut 6, 73, 81, 99
Wetterfühligkeit 8, 92, 101
Wildgemüse 5, 61
Wildkräuter 5, 25, 38, 61, 67, 115
Winterhonig-Frucht-Milch 113
Wunden 128
Wurmkrankheiten 101
Zahnfleischbluten 8, 48, 101
Zahnschmerzen 8, 101
Zehn-Tage-Saftkur 6, 121
Zellatmung 35, 37, 93, 99
Zentrifugenentsafter 23
Zimt 6, 73, 93, 104
Zink 31, 43, 46, 59, 76, 79
Zitrone 36, 43, 44, 48, 55, 85, 91, 106, 107, 113, 115, 123, 128
Zitronenmelisse 5, 65, 78, 111
Zitruspresse 25, 43, 46, 48
Zucker 33, 79, 83, 87, 118, 122
Zwiebel 5, 38, 59, 86, 98, 108, 128, 137